Bernd Küllenberg

Apfelessig & Co.

Heilkräfte aus der Natur

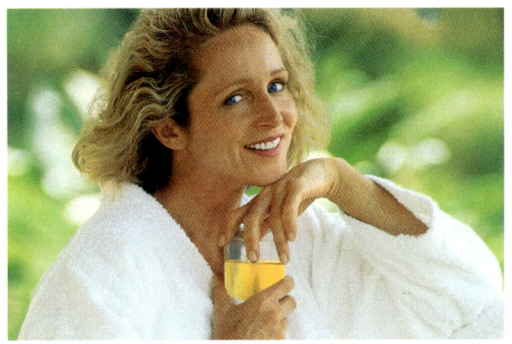

Von Aceto Balsamico bis Zitronenessig

- Gesundheitselixier zum Vorbeugen und Heilen
- Mit 7-Tage-Entschlackungskur
- Natürliche Pflege für Haut und Haare

Extra: Rezepte und Tips für Küche und Haushalt

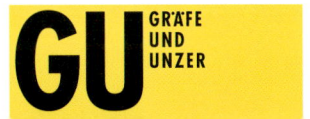

Inhalt

Ein Wort zuvor 5

Altbewährtes wiederentdeckt 7

Jungbrunnen aus der Natur 8
Die Vermonter Naturmedizin 8

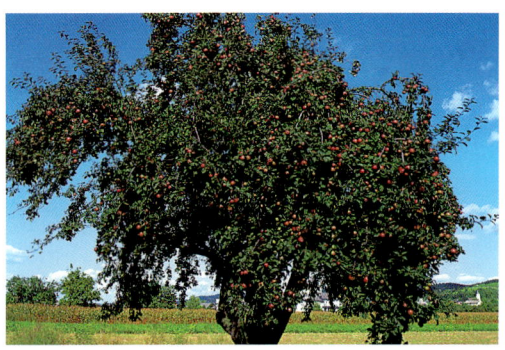

Der Apfel – eine Frucht mit Biß 10
Ein gesunder Genuß 11
Fit mit Äpfeln 13
  Vital bis ins Alter 14

Honig – ein unverfälschtes Naturprodukt 16
Bienenfleiß 16
  Von der Wabe ins Glas 17
Fitmacher Honig 19
Die Heilkraft des Honigs 20

Essig durch die Jahrtausende 22
Shekar, Hequa und Posca 22
Essig als Lebensmittel 23
Die Heilkraft des Essigs 23
Essigherstellung 24
Was wirkt im Essig 26
  Dem Darm Saures geben 27

Essig und der Säure-Basen-Haushalt 28
Säure- und Basenbildner 29

Apfelessig – Lebenselixier aus der Natur 30
Ein ganz besonderer Saft 30
Apfelessig selbst ansetzen 34

PRAXIS

Gesund und schön mit Apfelessig 37

Apfelessig als Energiespender 38
  Anwendungsformen 38
  Ein ideales Sportlergetränk 38

Atemwegserkrankungen und Erkältungen 40
Stärkung des Immunsystems 40
  Schnupfen 41
  Halsschmerzen 42
  Husten 42
  Fieber 43

Nieren- und Blasenerkrankungen 44

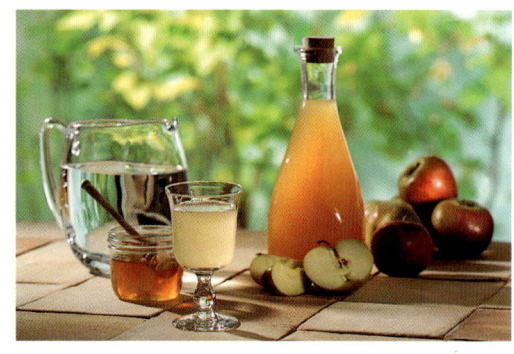

Frauenbeschwerden	45	Hand- und Fußpflege	70
Ausfluß	45	Mund- und Zahnpflege	71
Starke Monatsblutungen	45		

Erkrankungen von Herz, Kreislauf und Blutgefäßen 46

Herzstärkung 46
Krampfadern
und Hämorrhoiden 46

Darmbeschwerden 47

Blähungen 47
Durchfall 48
Verstopfung 48

Gelenkschmerzen 49

Wunden und Verletzungen 50

Zerrungen und Prellungen 50

Ohrenschmerzen und Ohrensausen 51

Hauterkrankungen 52

Akne / Hautentzündungen 52
Sonnenbrand 53

Apfelessig – Hausapotheke von A – Z 54

Entschlackung mit Apfelessig 56

Die 3 Phasen 57
Entlastungstag 57
Die Fastenkur 59
 Darmreinigung 59
 Trinken 61
Fastenbrechen
und Aufbautage 62

Körperpflege mit Apfelessig 64

Bäder 64
Massagen 65
Gesichtspflege 65

Haarpflege 68

Apfelessig in Küche und Haushalt 73

Gesund kochen mit Apfelessig 74

Salate 74
Saucen und Dips 77
Chutneys 78
Gemüse 79
Fisch 81

Weitere Essigsorten 83

Balsamessig 83
Essig hausgemacht 84
 Kräuteressige 84

Tips und Tricks für die Küche 88

Essig – ein vielfältiges Haushaltsmittel 89

Haushaltsmittel von A–Z 89

Zum Nachschlagen 92

Bücher, die weiterhelfen 92
Sachregister 93
Rezeptregister 95

Wichtiger Hinweis

In diesem Ratgeber wird die äußerliche und innerliche Anwendung von Apfelessig dargestellt – zur Behandlung von Beschwerden, therapieunterstützend bei Krankheiten und zur Körperpflege.
Jede/r Leser/in ist aufgefordert, in eigener Verantwortung zu entscheiden, ob und inwieweit er/sie Apfelessig als Heil- und Pflegemittel einsetzt.
Halten Sie sich bitte sicherheitshalber an die Anleitungen und die angegebene Dosierung. Wenn Sie in Behandlung sind, informieren Sie bitte Ihren Arzt oder Heilpraktiker über Ihr Vorhaben, Apfelessig einzusetzen.
Die 7-Tage-Entschlackungskur zur Entgiftung dürfen nur gesunde Menschen in eigener Verantwortung durchführen. Wer sich nicht sicher ist, muß seinen Arzt befragen.

Ein Wort zuvor

Die Herstellung und Anwendung von Naturstoffen zu Ernährungs- und Heilzwecken war bei unseren Vorfahren nicht nur üblich, sondern notwendig. Der Übergang zwischen Lebens- und Heilmittel war stets fließend. Auch in der chinesischen Medizin und in der indischen Gesundheitslehre Ayurveda kommt der Heilwirkung von Auszügen und Gewürzen aus verschiedenen Pflanzen eine entscheidende Bedeutung zu. Fortschritt und Entwicklung in der Pharmazie brachten es mit sich, daß die exakte Trennung zwischen Lebens- und Arzneimittel häufig den Blick auf ein ganzheitliches Gesundheitsverständnis verstellt. Obwohl die Bedeutung der Inhaltsstoffe bestimmter Nahrungsmittel für die Vorbeugung, Behandlung und Heilung verschiedener Krankheiten seit langem wissenschaftlich erwiesen ist, wird meist die kurzfristige, symptombekämpfende Wirkung eines synthetischen Arzneimittels der sanften, langfristigen Beeinflussung durch ein Naturheilmittel vorgezogen.

Lebens- und Heilmittel

Es ist mir daher ein wichtiges Anliegen, Wirkungsweise und Anwendungsvielfalt eines Naturheilmittels vorzustellen, das frei von unerwünschten oder schädlichen Nebenwirkungen ist, die Gesundheit langfristig erhalten und sich auch bei Alltagsbeschwerden als hilfreich erweisen kann.

Vielfältige Wirkungsweise

Kaum ein anderes Naturheilmittel erfüllt diese Bedingungen so umfangreich wie der Apfelessig. Ich habe diejenigen Anwendungsempfehlungen der Volksmedizin ausgewählt, die auch den Ansprüchen einer modernen Naturheilkunde entsprechen, seriös und begründbar sind. Denn so manches Naturprodukt wird mit Wunderwirkungen und unverantwortlichen Versprechungen auf den Markt gebracht, was einer wünschenswerten Rückbesinnung auf natürliche Heilmethoden nur schadet.

Die vielen Anregungen in diesem Buch sollen Ihnen helfen, Apfelessig für Ihre Gesundheit wiederzuentdecken und seine vielfältige Wirkungsweise für Ihr inneres und äußeres Wohlbefinden zu nutzen.

Bernd Küllenberg

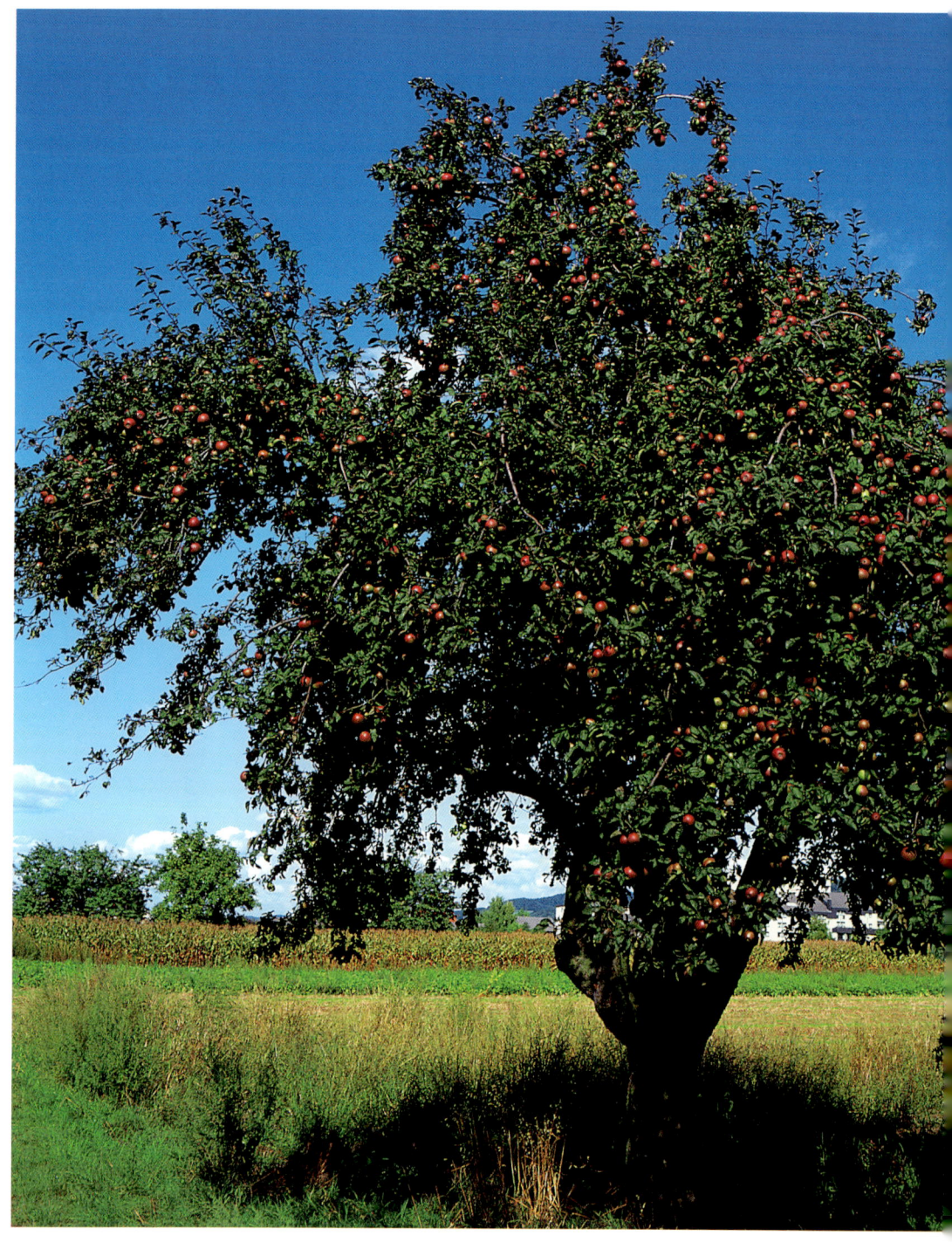

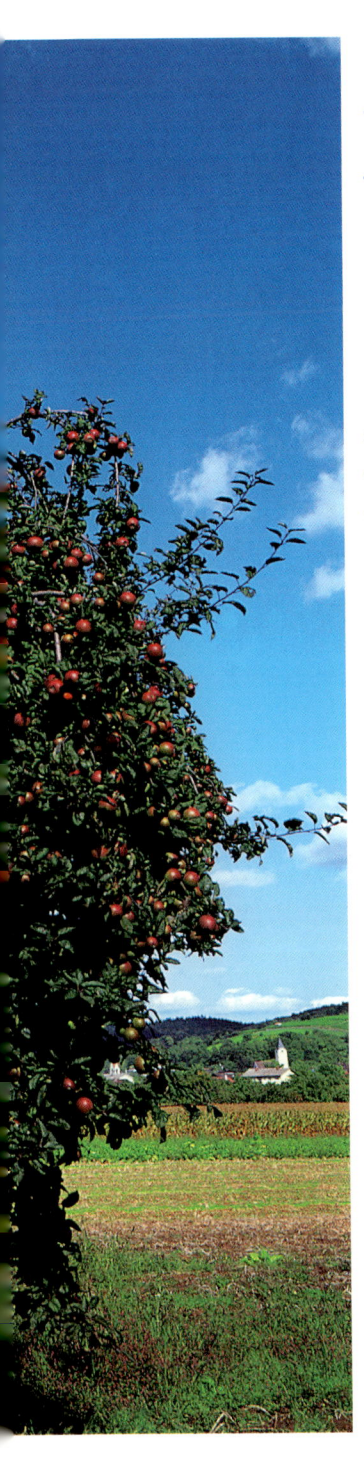

Altbewährtes wiederentdeckt

»Das Bestreben jeder Volksmedizin war seit jeher, den ganzen Körper vor jeglicher Krankheit zu schützen.« So schreibt Dr. Jarvis in seinem Buch »5 x 20 Jahre leben«. In einer Zeit, in der der kurzfristigen Behandlung von Krankheitssymptomen der Vorrang vor der langfristigen Gesunderhaltung des Körpers gegeben wird, gewinnen natürliche und seit Jahrhunderten bewährte Heilmittel wie Essig und Honig zunehmend an Bedeutung. Auch die Renaissance des uralten Hausmittels Apfelessig ist Ausdruck dafür, daß immer mehr Menschen bewußter und eigenverantwortlich mit ihrer Gesundheit umgehen.

Jungbrunnen aus der Natur

Berühmte Köche der internationalen »Haute cuisine«, bei denen die Verwendung des richtigen Essigs zur Kunst erhoben wird, schenken dem Apfelessig nur wenig Beachtung. In der Volksmedizin aber galt er seit jeher als etwas Besonderes und Außergewöhnliches, da sich seine Inhalts- und Wirkstoffe überaus günstig auf die energetischen Prozesse in den Körperzellen auswirken. Naturheilkundler und Mediziner entdecken heute das uralte Hausmittel neu und betrachten es geradezu als wahren Jungbrunnen.

Die Vermonter Volksmedizin

Die gesundheitsfördernde und heilende Wirkung des Apfelessigs wurde von dem amerikanischen Arzt Dr. D. C. Jarvis neu entdeckt. Dieser praktizierte bis 1945 als Facharzt für Hals-, Nasen-, Ohren- und Augenerkrankungen in Vermont. Dort kam er mit der jahr-

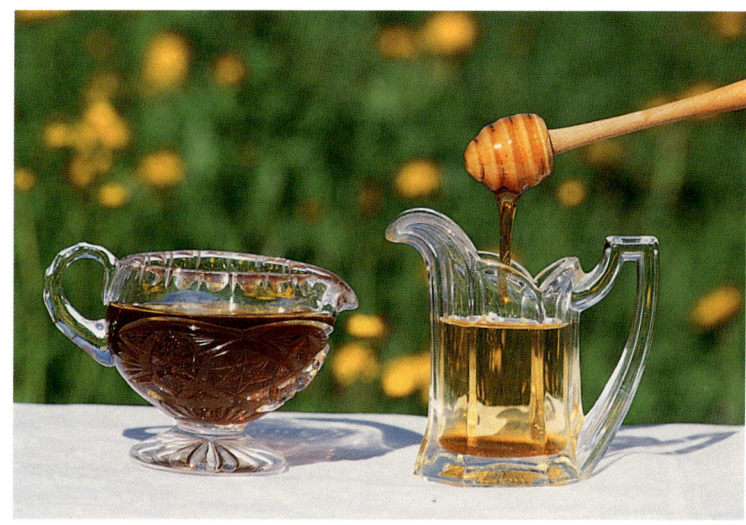

Apfelessig-Honig-Trunk für die Gesundheitsvorsorge

Die Vermonter Volksmedizin

hundertealten Volksmedizin in Berührung, deren vorrangiges Ziel nicht nur die Behandlung von Krankheiten, sondern die Erhaltung der Gesundheit bis ins Alter war. Bald galt ihm die Natur als erste Apotheke des Menschen, und er bediente sich der ebenso einfachen wie wirkungsvollen Behandlungsmethoden der Naturheilkunde. Seine Beobachtungen und Erfahrungen faßte er in dem mittlerweile weltweit berühmten Buch »5 × 20 Jahre leben« – erschienen 1958 – zusammen.

Die Natur – Apotheke des Menschen

Hausmittel Essig und Honig

Ein zentrales Thema in diesem Buch ist die verblüffende und vielfältige Heilwirkung der uralten Hausmittel Honig und Apfelessig. Entscheidend war allerdings für Dr. Jarvis, daß mit ihrer regelmäßigen Anwendung zahlreichen Beschwerden und Krankheiten vorgebeugt und eine körperliche Vitalität bis ins hohe Alter gewährleistet werden konnte. Auch war er der Ansicht, daß der Arzt in erster Linie den Menschen aufzeigen muß, wie sie ein gesundes Leben führen können. Ihm erschien diese Aufgabe weitaus schwieriger, als Krankheiten zu heilen.

Vital bis ins Alter mit Apfelessig und Honig

Die Volksmedizin hatte nach der Überzeugung von Dr. Jarvis vor allem den Menschen viel zu geben, die den körperlichen Verfall im Alter nicht als unvermeidliche Tatsache hinnehmen, sondern bis ans Ende ihrer Tage tatkräftig und gesund bleiben wollen. Für diese Gesundheitsvorsorge entwickelte er einen »Energiecocktail« mit einem bestechend einfachen Grundrezept:

Dr. Jarvis' Energiecocktail

- 1 Glas lauwarmes Wasser
- 2 TL Apfelessig
- 2 TL Honig

▶ Alle Zutaten gut vermischen und regelmäßig täglich morgens in kleinen Schlucken trinken.

Der Apfel – eine Frucht mit Biß

Die lebenswichtigen und gesundheitsfördernden Stoffe des natürlichen Apfelessigs gehen selbstverständlich auf die Inhaltsstoffe des Ausgangsproduktes, des Apfels, zurück. Eine alte Redensart besagt: »Ein Apfel am Tag vertreibt den Arzt«. Daran ist viel Wahres, denn der Apfel ist durchaus ein außergewöhnliches Lebensmittel. In alten Hausrezeptsammlungen finden sich zahlreiche Anwendungen mit Äpfeln zur Linderung von Beschwerden und Heilung von Krankheiten, die den Anwendungen des Apfelessigs weitgehend entsprechen.

Die Inhaltsstoffe des Apfels wirken im Apfelessig

Frucht mit Symbolcharakter

In Mythologie und Brauchtum versinnbildlicht der Apfel die Fruchtbarkeit und die Liebe (der Apfel der Aphrodite). In der christlichen Kunst erscheint der Apfel im Bild des biblischen Sündenfalls als Frucht vom Baum der Erkenntnis, dessen unerlaubter Genuß die Vertreibung aus dem Paradies zur Folge hatte. Im Mittelalter wird der Christusknabe auf dem Schoß seiner Mutter oft mit einem Apfel – als Symbol für das Weltall – in der Hand dargestellt. Zu den mittelalterlichen Reichsinsignien gehörte neben Krone und Zepter der Reichsapfel als Sinnbild der Weltherrschaft. Zahlreiche Legenden und alte Bräuche ranken sich um den Apfel. So wurden den deutschen Helden, wenn sie in die Walhalla eintraten, Äpfel

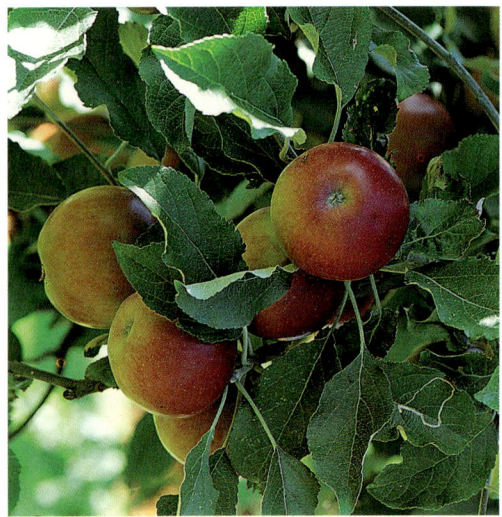

dargeboten, durch deren Genuß sie ewige Schönheit, Kraft und Jugend erhielten. Äpfel, die man in den zwölf heiligen Nächten (zwischen dem 25. Dezember und dem 6. Januar) findet, sollten sich in pures Gold verwandeln, so man den Fund gegen jedermann verschwieg. Und nicht zuletzt bedient sich so manches Sprichwort dieser saftigen Frucht, zum Beispiel: »In den sauren Apfel beißen müssen« oder »Der Apfel fällt nicht weit vom Stamm«.

Eine lange Kultur

Unser Apfel stammt aus Eurasien, wo es auch verschiedene unbekannte Wildapfelsorten gibt. Alle heutigen Apfelsorten gehen auf den Hausapfel (*Malus domestica*) zurück, der vermutlich aus dem Zwergapfel entstanden ist. Seit undenklichen Zeiten wird der Apfel gesammelt und kultiviert, wurde er doch schon in prähistorischen Siedlungen gefunden. Den Römern war im 3. Jahrhundert v. Chr. schon eine Vielzahl von Apfelsorten bekannt. Heute gibt es weltweit über 5000 Kultursorten.

Eine Frucht mit Vergangenheit

Ein gesunder Genuß

Der Apfel ist nicht nur eine köstliche, sondern auch eine bekömmliche und gesunde Frucht. Er enthält insgesamt 20 Vitamine und Mineralstoffe. Bei der Vitamin-C-Versorgung des Menschen spielt der Apfel eine bedeutende Rolle. Mit durchschnittlich 12 mg/ 100 g Frischsubstanz schneidet er im Vergleich mit anderen Früchten, wie Zitronen und Orangen mit 50 mg/100 g Frischsubstanz, nicht besonders gut ab. Bei einer Gegenüberstellung der tatsächlich zum Verzehr kommenden Ascorbinsäuremenge ändern sich jedoch die Zahlenverhältnisse ganz beträchtlich. Der Apfel wird vorwiegend unzerkleinert und roh verzehrt. Die Apfelschale, unter der die meisten Vitamine sitzen, wird in der Regel mitgegessen. Außer Stiel und Kerngehäuse (ca. 5 Prozent der Frucht) fallen keine Abfälle an. Somit wird beim Apfel nahezu die angegebene Gesamtmenge an Vitamin C aufgenommen und beträgt etwa ein Viertel des Tagesbedarfs. Dagegen liegt bei Zitronen und Orangen der eßbare Anteil nur bei 30 bis 50 Prozent.

Vitamin-C-Lieferant

Inhaltsstoffe pro 100 g Frischsubstanz

Vitamine:
- A: 8 mg
- Beta-Carotin: 48 mg
- E: 0,5 mg
- B$_1$: 0,03 mg
- B$_2$: 0,02 mg
- Niacin: 0,3 mg
- B$_6$: 0.05 mg
- C: 12 mg

Mineralstoffe:
- Natrium: 1 mg
- Kalium: 144 mg
- Calcium: 7 mg
- Phosphor: 10 mg
- Eisen: 0,3 mg

Ballaststoff Pektin

Ausreichende Ballaststoffzufuhr

Ballaststoffe sind unverzichtbar für geregelte Verdauungsabläufe. Sie binden Giftstoffe der Nahrung, geben dem Körper das Gefühl der Sättigung und fördern den kontinuierlichen Nährstofftransport. Ballaststoffe regen die Dickdarmmuskulatur an und beschleunigen die Darmpassage. Die Verdauung wird also auf natürliche Weise angeregt. Der tägliche Bedarf an Ballaststoffen sollte zur Hälfte durch Vollkornprodukte, zum anderen Teil durch Obst, Gemüse, Hülsenfrüchte und Salat gedeckt werden.
Ein Apfel liefert rund 4 g Ballaststoffe, davon etwa ein Drittel Pektin. Wer also zum Vollkornbrot einen Apfel ißt und/oder unter das morgendliche Müsli mit Nüssen einen Apfel reibt, sorgt für eine ausreichende Ballaststoffzufuhr. Auch Rohkost und Salate lassen sich mit einem Apfel ballaststoffreich aufwerten.

Von der Natur umweltfreundlich verpackt

Gesunde Verpackung

Die Natur hat es mit dem Apfel besonders gut gemeint und ihn sozusagen vom Wachstum an mit einer umweltfreundlichen Verpackung versehen. Denn Äpfel zählen zu den wenigen Früchten, deren Schale als natürliche Umhüllung Schutz bietet und die man gleichzeitig auch mitessen kann. Die Apfelschale schützt das Fruchtfleisch vor Austrocknung und Verfärbung, und man kann

Äpfel jederzeit ohne weitere Verpackung in den Aktenkoffer, die Schultasche oder Handtasche stecken. Direkt unter der Schale sitzen die meisten der wertvollen Vitamine und Mineralstoffe, so daß sich das Mitessen der Schale ernährungswissenschaftlich unbedingt empfiehlt.

Fit mit Äpfeln

Zur fitneßorientierten Lebensweise gehört die richtige und ausgewogene Ernährung. Sie liefert die Stoffe, die zum Aufbau der Muskeln, zur besseren Kondition und zur rascheren Regeneration nach körperlicher Anstrengung, zum Beispiel einem sportlichen Training, benötigt werden. Soll ein Fitneßtraining Erfolg haben, muß besonders auf die Nahrung und deren Inhaltsstoffe geachtet werden, denn kein Nahrungsmittel für sich liefert alle wichtigen Nährstoffe.

Ein Apfel liefert Energie und spart Fett

Viel Kohlenhydrate, aber wenig Fett

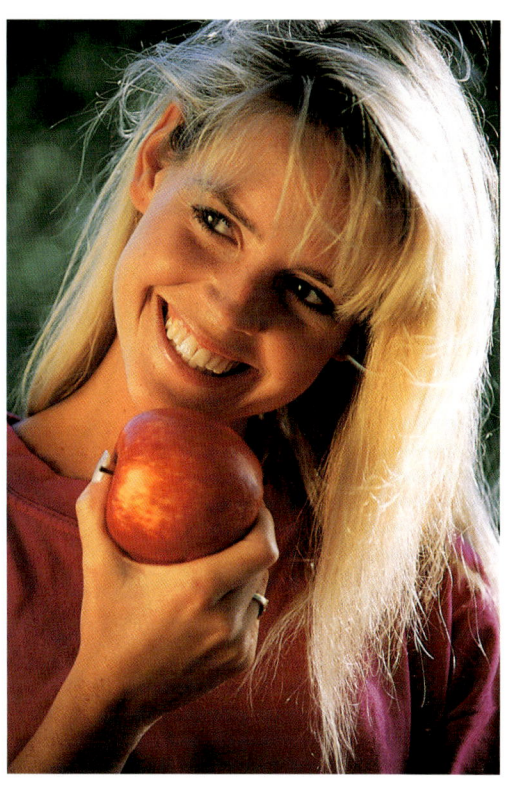

Grundsätzlich verbessert eine kohlenhydratreiche Ernährung die Muskelausdauer und Regenerationsfähigkeit. Damit es durch eine mit Kohlenhydraten angereicherte Kost nicht zu Übergewicht kommt, müssen an anderer Stelle Kalorien eingespart werden. Dies sollte beim Fett geschehen. Ein Apfel enthält pro 100 g ca. 15 g Kohlenhydrate in Form von Trauben- und Fruchtzucker, aber nur 0,6 g Fett.

Der Apfel – eine Frucht mit Biß

Pausensnack und Durstlöscher

Von Schülern verlangt nicht nur das Lernpensum, sondern vor allem auch das lange Stillsitzen eine Menge Konzentration. Nachlassende Leistungsfähigkeit und Konzentrationsschwäche sind häufig die Folge eines Kohlenhydrat- oder Flüssigkeitsmangels. Da der kindliche Organismus noch nicht über hohe Nährstoff- und Wasserreserven verfügt, muß in regelmäßigen und nicht zu langen Abständen für Energie- und Flüssigkeitsnachschub gesorgt werden. Ein Apfel stillt den Durst durch seinen hohen Wasseranteil und mobilisiert durch Trauben- und Fruchtzucker neue Kraftreserven. Und da bei Kindern auch die Vorliebe für Süßes besonders ausgeprägt ist, empfiehlt es sich, als Pausensnack, anstelle eines Schokoriegels, einen Apfel mitzugeben.

Mobilisiert neue Kraftreserven

Vital bis ins Alter

Die Zellen unseres Körpers bauen sich kontinuierlich ab, regenerieren aber auch wieder. Mit fortschreitendem Alter verlangsamt sich die Zellerneuerung, auch der Stoffwechsel braucht mehr Zeit und weniger Nahrungsenergie. Fettabbau und Fettausscheidung lassen nach, was ein erhöhtes Risiko für Herz-Kreislauferkrankungen zur

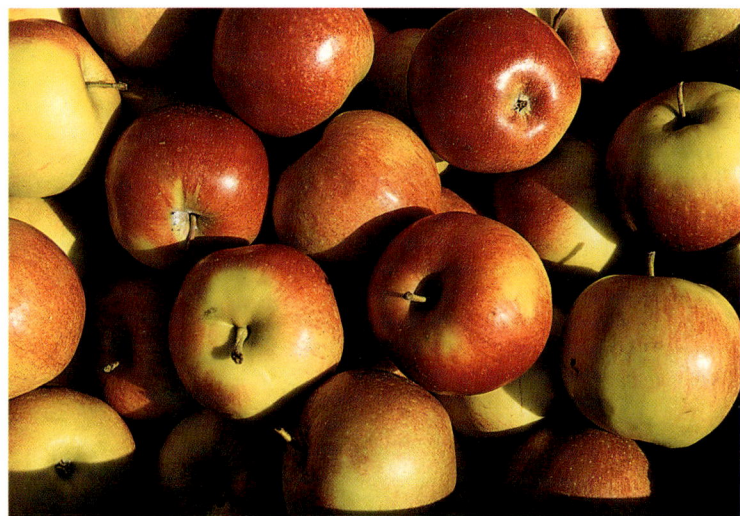

Löscht schnell den Durst

Folge hat. Es empfiehlt sich also, weniger Fett zuzuführen und sich cholesterinarm zu ernähren. Der hohe Ballaststoffanteil von Äpfeln wirkt sich nicht nur günstig auf die Darmperestaltik und damit auf die Verdauung aus, er begünstigt auch den Abbau von Cholesterin. Ältere Menschen sollten täglich mindestens 2,5 l Flüssigkeit zu sich nehmen. Davon wird 1 l aus festen Lebensmitteln, wie Obst und Gemüse, zugeführt. Denn obwohl im Alter das Durstempfinden abnimmt, ist der Bedarf an Flüssigkeit höher als in jungen Jahren, damit harnsäurepflichtige Substanzen regelmäßig ausgeschieden werden können. 1 bis 2 Äpfel am Tag sind deshalb für den Flüssigkeitshaushalt sehr wichtig.

Begünstigt den Abbau von Cholesterin

Schönheit kommt von innen

Zahlreich und auch kostspielig sind die künstlichen Mittel, mit denen man dem natürlichen Aussehen nachhelfen kann. Dabei ist es ganz einfach und preiswert, frisch und gut auszusehen. Viel Bewegung, ausreichend Schlaf und eine gesunde, ausgewogene Ernährung bewirken wesentlich mehr, als der Griff in den Schminktopf. Die in Äpfeln enthaltenen Vitamine und Mineralstoffe sorgen für eine Schönheit, die von innen kommt. Sie halten die Haut geschmeidig und elastisch und verleihen den Haaren Festigkeit und Glanz. 1 bis 2 Äpfel am Tag fördern mit ihrem hohen Ballaststoffanteil den natürlichen Entgiftungsprozeß des Körpers, stillen gut den kleinen Hunger und machen nicht dick.

Vitamine und Mineralstoffe sorgen für glatte Haut und glänzende Haare

Äpfel aus Integriertem Anbau

Im Intergrierten Anbau stimmt der Obstanbauer alle Kulturmaßnahmen optimal aufeinander ab. Durch schonende Bodenpflege wird die Bodenfruchtbarkeit erhalten und verbessert. Mit dem gezielten Einsatz von Schädlingsvertilgern (Vögel, Marienkäfer, Florfliegen) kann der chemische Pflanzenschutz erheblich eingeschränkt werden. Der Fruchtpflege wird größte Aufmerksamkeit gewidmet, denn jeder Baum kann nur eine bestimmte Anzahl an Äpfeln optimal ernähren. Deshalb werden kurz nach der Blüte überzählige Fruchtansätze entfernt.

Honig – ein unverfälschtes Naturprodukt

In seinem Buch »5 × 20 Jahre leben« schildert Dr. Jarvis ausführlich seine Erfahrungen mit dem Naturheilmittel Honig. Um den vielfältigen und verblüffenden Wirkungen von Dr. Jarvis' Energiecocktail auf den Grund zu gehen, ist es auch im Hinblick auf das Thema dieses Ratgebers sinnvoll, sich mit der zweiten Hauptzutat ein wenig ausführlicher zu befassen. Denn nicht zuletzt die Kombination der wertvollen Inhaltsstoffe von Apfel und Honig machen den Apfelessig-Honig-Trunk zum Energiespender.

Kombination wertvoller Wirkstoffe

Honig – eine Götterspeise

Schon in der Steinzeit wurde der Wildbienenhonig als seltener Hochgenuß geschätzt. Im Altertum galt er als kostbares, köstliches Gut, die Menschen opferten ihn den Göttern und benutzten ihn als Nahrungs,- Heil- und Schönheitsmittel. Empfehlungen in alten Schriften belegen, daß bereits in biblischen Zeiten die Heilwirkung des Honigs bekannt war. Den alten Griechen galt er als Götterspeise, die als Tau vom Himmel und als Regen von den Sternen strömte. Im alten Ägypten verwendete man Honig als Serum gegen Skorpionbisse und andere Vergiftungen. Bis Ende des 17. Jahrhunderts war Honig das einzige Süßmittel des einfachen Volkes. Zucker konnten sich nur der Adel oder wohlhabende Bürger leisten. Als Süßstoff verlor er später an Bedeutung. Erst in jüngster Zeit wurde dem Honig als wertvolles Nahrungs- und Kräftigungsmittel wieder Beachtung geschenkt.

Seit altersher ein wertvolles Lebens- und Heilmittel

Bienenfleiß

Honig ist ein reines Naturprodukt, das von den Bienen mit viel Mühe und Fleiß erzeugt wird. Nektar finden die Bienen in den Blüten von Wiesenblumen, Heckensträuchern und Obstbäumen, Honigtau wird von Blattläusen ausgeschieden und setzt sich an

Bienenfleiß

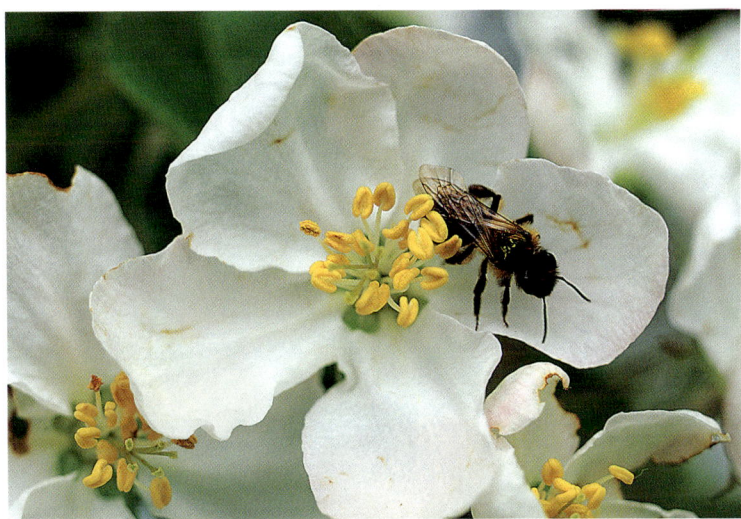

Nadeln, Blättern, Stengeln und Zweigen von Bäumen und Sträuchern ab. Um den Nektar für 1 kg Honig zu sammeln, müssen 3 bis 5 Millionen Blüten angeflogen werden. Schon beim Aufsammeln werden Nektar und Honigtau durch die Bienen verarbeitet und mit körpereigenen Sekreten angereichert. Die Biene kann in ihrer Honigblase bis zu 60 mg tragen. Im Bienenstock übernimmt die Stockbiene das Sammelgut und verarbeitet es weiter zu Honig. Dabei verlagert sie es laufend von einer Wabenzelle zur anderen und entzieht ihm dabei Wasser. So reift der Honig langsam heran, wobei er von der Stockbiene mit Enzymen angereichert wird. Dann schließt die Biene die Zellen mit einer dünnen Wachsschicht, um den fertigen Honig vor äußeren Einflüssen zu schützen.

Nektar und Honigtau mit Enzymen angereichert

Von der Wabe ins Glas

Damit der Honig rein ins Glas kommt, wird er vom Imker mit großer Sorgfalt gewonnen. Je nach Gewinnungsmethode unterscheidet man:

Schleuderhonig
Der Honig wird in einer Zentrifuge aus den Waben geschleudert, die erneut Verwendung finden.

Honig – ein unverfälschtes Naturprodukt

Wabenhonig
Die reife, von Bienen frisch gebaute und verdeckelte Wabe wird in Stücke geschnitten und verpackt.
Scheibenhonig
Diese Spezialität ist ausschließlich Heidehonig in Waben aus reinem Bienenwachs.

Flüssiger und fester Honig

Bei der Ernte fließt der Honig klar und dickflüssig aus der Schleuder und kommt so auch oft ins Glas. Die klarflüssige Beschaffenheit ist jedoch nicht von Dauer. Nach einiger Zeit wird der Honig trüb und teigig fest. Der in allen Honigsorten enthaltene Traubenzucker kristallisiert aus, der Honig »kandiert«. Die Bildung von Traubenzuckerkristallen im Honig ist ein natürlicher Vorgang, der nichts mit einer Verfälschung zu tun hat. Die Vermutung, es handle sich dabei um zugesetzten handelsüblichen Zucker, trifft nicht zu. Harmlos sind auch weiße Schichten und Flecken auf der Oberfläche und hinter dem Glas bei festgewordenem Honig. Diese »Blüten« entstehen durch Lufteinlagerungen zwischen den Honigkristallen. Erwärmt man einen kandierten Honig (bei etwa 40°C), wird er wieder weich und flüssig. Honig ist in flüssiger und fester Form im Handel.

Mit großer Sorgfalt wird der Honig vom Imker gewonnen

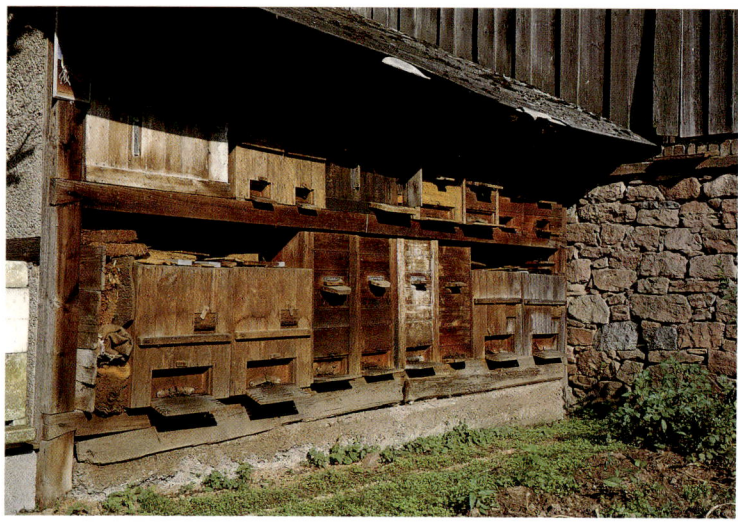

Von der Vielfalt des Honigs

Je nach Pflanzenangebot und Witterung gibt es eine Vielzahl von Honigsorten mit unterschiedlichem Geschmack und verschiedenen Farben. Beispiele für Trachtpflanzen sind: Klee, Löwenzahn, Linde, Edelkastanie, Robinie (Akazie), Heide, Wald, Tanne (Weißtanne). Tracht nennt man das Angebot von Nektar und Honigtau, das den Bienen in ihrem Flugkreis von ca. 3 km zur Verfügung steht. Die Ernte von Sortenhonigen ist also nur in jenen Gebieten möglich, in denen die Trachtpflanzen gehäuft vorkommen. In unserer Landschaft sind reine Sortenhonige von einer Pflanzenart eher selten. Es überwiegen die geschmacklich abgerundeten Vielblütenhonige, mit einer Vielzahl von Blütenpollen, was den Honig als Nahrungsmittel so wertvoll macht.

Eine Vielzahl von Honigsorten mit unterschiedlichem Geschmack

Fitmacher Honig

Wertvolle Inhaltsstoffe machen Honig zum Energiespender

Im Honig steckt weit mehr, als man vermuten möchte. Bislang konnten mehr als 180 natürliche Substanzen nachgewiesen werden. Aufgrund der ungewöhnlichen Zusammensetzung aus Mineralien, Pollen, Inhibinen, Aromastoffen und zahlreichen anderen organischen Verbindungen ist Honig ein regelrechter Fitmacher unter den Nahrungsmitteln. Es ist daher wichtig, etwas näher auf die Inhaltsstoffe einzugehen.

Wichtige Inhaltsstoffe im Honig

Zucker		Mineralstoffe mg/100 g		Vitamine mg/100 g	
Traubenzucker	32%	Natrium	7	B_1	0,03
Fruchtzucker	39%	Kalium	45	B_2	0,05
Malzzucker	7%	Calcium	5	Niacin	0,1
		Phosphor	20	C	1
		Magnesium	3		
		Eisen	1		

Honig – ein unverfälschtes Naturprodukt

Das Gute im Honig

Honig besteht zu 80 Prozent aus einem Gemisch von Frucht- und Traubenzucker, das ohne weitere Verdauung sofort aufgenommen und somit vom Körper als schnellwirkender Energiespender genutzt werden kann. Weitere wichtige Bestandteile sind Kohlenhydrate, Enzyme und antibakterielle Substanzen (Inhibine). Für den Ernährungshaushalt spielen auch die enthaltenen Mineralstoffe wie Magnesium, Kalium, Calcium, Natrium, Eisen, Phosphor und Jod eine wichtige Rolle.

Die Heilkraft des Honigs

Honig ist seit Jahrhunderten ein bewährtes Heilmittel der Volksmedizin. Man behandelte damit Wunden, Verbrennungen und Hautleiden. Er wurde bei Mangelerkrankungen wie Rachitis und Skorbut eingesetzt. Er galt als Stärkungsmittel bei Blutarmut, für schwangere und stillende Frauen sowie für Kranke, deren Genesung nur langsam fortschritt. Vor allem aber diente Honig als antibiotisch wirkendes Mittel bei Entzündungen aller Art. Auch heute wird in der modernen Medizin dem Honig eine lindernde, entzündungshemmende und stärkende Wirkung zugesprochen.

Wirkt stärkend und lindernd

Was im Honig wirkt

Durch die Vielfalt der Inhaltsstoffe wird der ernährungsphysiologische Wert des Honigs bestimmt. Sie unterstützen den Stoffwechsel und regulieren biologische Abläufe. Wenn sie auch nur in geringer Konzentration enthalten sind, so ergänzen sich die Substanzen doch gegenseitig in ihrer Wirkung. Entsprechend dem Klima, der Bodenbeschaf-

Unterstützt den Stoffwechsel

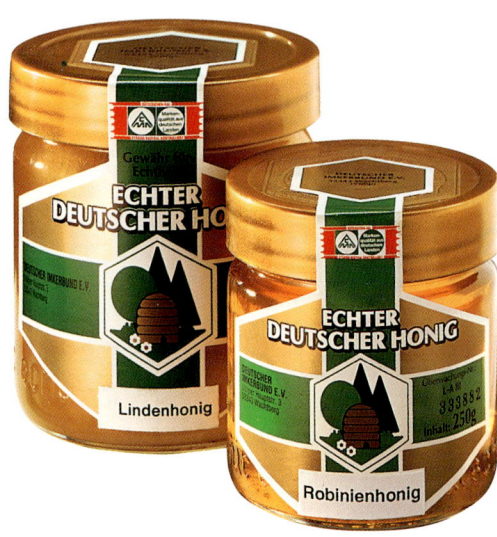

Die Heilkraft des Honigs

fenheit und der Pflanzenvielfalt der Region, in der der Honig geerntet wird, unterscheiden sich die einzelnen Sorten in ihrer Zusammensetzung. Man kann Honig also nicht nur nach seinem Geschmack, sondern auch nach seinen Inhaltsstoffen auswählen:

Honig nach Geschmack und Inhaltsstoffen auswählen

- Traubenzucker dient der Energiegewinnung, Fruchtzucker wird, nach der Umwandlung in Glykogen, in der Leber als Energiereserve gespeichert.
- Vitamin B_1 wirkt an einer besseren Zuckerverwertung im Organismus mit.
- Kalium und Magnesium unterstützen die Blutdruckregulierung und die Steuerung der Muskel- und Nervenfunktionen. In Verbindung mit Vitamin B_6 wirkt Magnesium entspannend auf die Gefäßmuskulatur.
- Enzyme wandeln eine Zuckerart in eine andere um, dabei entstehen u. a. antibakterielle Stoffe, die Linderung bei Entzündungen der Atemwege verschaffen.
- Freie Aminosäuren (pro 100 g Honig 100 mg) werden für den Stoffwechsel benötigt.
- Pollen regen den Appetit und die Verdauung an.
- Aromastoffe (etwa 120) sind für den unterschiedlichen Geschmack der verschiedenen Sorten zuständig.

Qualität ist wichtig

Qualität und Genußwert

- Die Bezeichnung »Auslese« kennzeichnet einen in Geschmack und Konsistenz überdurchschnittlich guten Honig.
- Der Begriff »fermentreich« steht für einen hohen Gehalt an Enzymen. Je höher der Gehalt an Enzymen, umso biologisch aktiver ist der Honig.
- Die Honige des Imkerbundes unterliegen strengen Qualitätsanforderungen, vor allem bezüglich der Wärmeschädigung. Der Gehalt an Stoffen, die die Wärmebelastung des Honigs anzeigen, muß danach im Vergleich zu den gesetzlichen Mindeststandards wesentlich niedriger liegen.
- Was den Genußwert anbelangt, so sind Trachtenhonige, die von einer Pflanze stammen, wie zum Beispiel Linden-, Akazienoder Rapshonig, vorzuziehen.

Essig durch die Jahrtausende

Durstlöscher und Arznei Schon vor Jahrtausenden war den Menschen bekannt, daß sich Wein, einige Zeit der Luft ausgesetzt, in Essig verwandelt. Und so verstanden es schon die Völker alter Hochkulturen, den sauren Saft herzustellen. Mit Essig bereitete man nicht nur Speisen zu, sondern legte auch Fleisch und Gemüse darin ein, um es haltbar zu machen. Als Getränk löschte er den Durst, als Arzneimittel fand er vielfache Anwendung.

Shekar, Hequa und Posca

Hinter diesen exotisch anmutenden Namen verbergen sich Getränke, die auf der Basis von Essig hergestellt wurden. Shekar war ein saurer Apfelwein, der von den Phöniziern getrunken wurde. Hequa nannten die Ägypter einen Trank, gebraut aus rötlicher Gerste, den man durch die Einwirkung von Essigbakterien

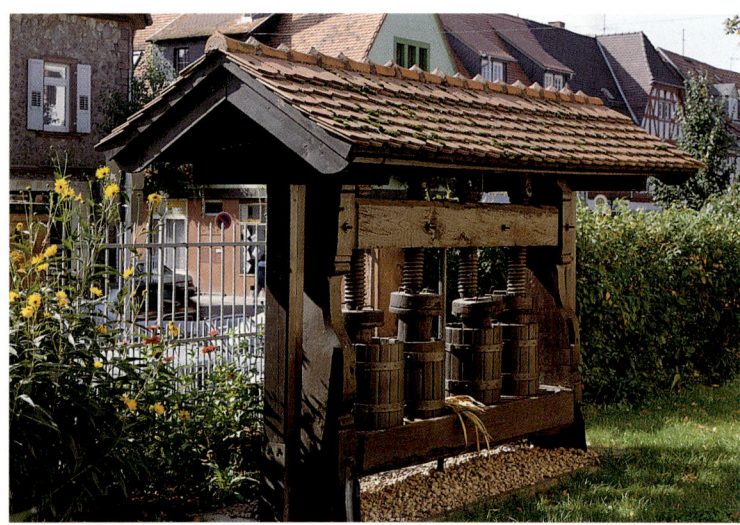

Der saure Apfelwein der Phönizier und der Erfrischungstrank römischer Legionäre

ansäuerte. Posca hieß bei den Römer ein Gemisch aus Wasser und Essig, das vornehmlich von den Soldaten und Sklaven getrunken wurde. Über seine Wirkung sind zwei Varianten geschichtlicher Überlieferung bekannt. Die eine besagt, daß die Legionäre Posca als erfrischenden Trank schätzten. Der anderen Variante nach wurde es den Soldaten wegen der bekömmlichen Wirkung anstelle von Wein verordnet. Dies stieß auf wenig Gegenliebe, und die Soldaten setzten durch, daß Posca nur an jedem zweiten Tag getrunken werden mußte. Später sei der saure Trank gänzlich durch Wein ersetzt worden.

Essig als Lebensmittel

Vom sauren Bier zum Gourmetessig

Vom sauren Bier, das in Mesopotamien bereits vor über 4000 Jahren getrunken wurde, bis zu den heute teurer gehandelten Gourmet-Essigen erstreckt sich die kulinarische Karriere des Essigs. Dabei fand er nicht nur als Speisenzutat und Gewürz, sondern auch als Konservierungsmittel Verwendung. Fleisch, Fisch, Gemüse, Eier u. ä. wurden in Essig eingelegt und dann zusammen mit Öl, Zwiebeln, Honig, allerlei Gewürzen und Mehl gekocht. Bereits im Mittelalter verfeinerte man den Essig mit verschiedenen Zutaten. Ingredenzien wie Himbeeren, Holunder und Orangenblüten sowie wohlriechende Kräuter machten ihn zu einem wertvollen, begehrten Gewürz und Lebensmittel, das alsbald auch besteuert wurde.

Die Heilkraft des Essigs

Weit vor der Entdeckung der Bakterien als Erreger von Krankheiten durch Louis Pasteur wurde Essig als Desinfektionsmittel bei offenen Wunden eingesetzt. Der griechische Arzt Hippokrates (460–375 v. Chr.) pries in seinen Schriften die lindernde und heilende Wirkung des Essigs bei Insektenstichen, Entzündungen, Blutergüssen und Fieber. Hildegard von Bingen (1098–1179), deren Heilkunde auch heute noch viel Beachtung geschenkt wird, schätzte den Essig als verdauungsförderndes Mittel.

Schon Hippokrates schätzte die Heilkraft des Essigs

Essig durch die Jahrtausende

Essig gegen die Pest

In Zeiten, da es noch keine Pasteurisation, Kühlung oder gar Tiefkühlung gab, erfuhren natürliche Konservierungsmittel eine hohe Wertschätzung. Die konservierende Kraft des Essigs beruht in erster Linie auf der keimhemmenden Wirkung der Essigsäure. Und so spielte der Essig vor allem auch als Desinfektionsmittel eine wichtige Rolle. Nach einer Anekdote aus dem mittelalterlichen Marseille sollen sich dort vier Räuber vor der Ansteckung gegen die dort wütende Pest mit einer Kräuteressig-Zubereitung geschützt haben, die Ende des 19. Jahrhunderts als »Vierräuberessig« Eingang in einer alten Essigrezeptur fand. Die Räuber hatten die Toten und Kranken ausgeplündert, bis sie gefangen wurden. Einem der Räuber schenkte man als Gegenleistung für das Rezept sogar das Leben.

Essig als Desinfektionsmittel

»Vierräuberessig«

»Das Kraut von gemeinem und römischem Wermuth, von Rosmarin, Salbei, Minze und Raute von jedem 25 g; Lavendelblüten 30 g, Knoblauch, Kalmuswurzel, Zimt, Gewürznelken und Muskatnuss von jedem 5 g; Campher 15 g; 1 l Weingeist, 1 l Essigsäure von 30% werden in einem bedeckten Gefäss von Glas oder Porzellan unter öfterem Umbewegen 14 Tage lang bei einer Temperatur von 35 bis 40°C miteinander in Berührung gelassen; dann wird der gewonnene Auszug filtriert und der Rest abgepreßt.«

Essigherstellung

Essig entsteht, wenn alkoholhaltige Flüssigkeiten der Luft ausgesetzt und einige Zeit stehengelassen werden. Louis Pasteur (1822–1895) lüftete das Geheimnis der Gärung und gab somit den Anstoß für Herstellungsverfahren, die die Erzeugung von Essig nicht mehr von zufälligen Geschehnissen abhängig machte. Er wies nach, daß Essig infolge der Einwirkung bestimmter Mikroorganismen auf alkohol-

Das Geheimnis der Gärung

haltige Flüssigkeiten entsteht. Die Grundformel für die Entstehung von Essig heißt:

Alkohol + Sauerstoff → Essigsäure + Wasser + Wärme

Verantwortlich für diesen Umwandlungsprozeß sind Essigsäurebakterien, die aus der Luft kommen. Diese aeroben (d. h. Sauerstoff benötigenden) Bakterien siedeln sich auf der Oberfläche einer alkoholhaltigen Flüssigkeit an und vermehren sich dort. Sichtbarer Ausdruck der Essigbakterien-Kolonie ist die sogenannte Essigmutter oder Kahmhaut.

Verfahren zur Essigherstellung

Wenig ist über die ursprünglichen Technologien der Essigherstellung bekannt. Aber bereits 3000 v. Chr. wurde Essig in babylonischen Bierbrauereien kommerziell erzeugt. Bis zum frühen Mittelalter stellte man Essig überwiegend in den Haushalten her. Ende des 14. Jahrhunderts entwickelte sich in Frankreich, insbesondere in der Gegend von Orleans, eine Industrie zur Essigherstellung. Dort wurde der Essig zunächst aus Bier- und Weinmaische nach dem sogenannten »Orleans-Verfahren« gewonnen. Dabei werden mit Luftlöchern versehene Holzfässer von 200 bis 500 l Fassungsvermögen zu $1/3$ bis $3/4$ mit unpasteurisiertem Weinessig gefüllt und langsam mit etwa 10 l Wein/100 l Essig versetzt.

Orleans-Verfahren und Fesselgärverfahren

Im 19. Jahrhundert wurde das »Fesselgärverfahren« entwickelt, bei dem die Essigbakterien an Trägersubstanzen mit großer Oberfläche »gefesselt« sind.

Seit 1959 findet das »submerse Verfahren«, das inzwischen in vielen Formen weiterentwickelt wurde, Anwendung. Hier erfolgt die Umwandlung des Alkohols durch Bakterien, die in der laufend belüfteten Maische frei schweben.

submerses Verfahren

Nach der Gewinnung von Essig bis zu einem Säureanteil von 10% erfolgt eine Lagerung, bei der sich wertvolle Inhaltsstoffe bilden. Ist der Essig dann ausgereift, nimmt man gegebenenfalls eine »Schönung« vor, d. h. die Eiweiß- und Gerbstoffverbindungen werden abgefiltert.

Qualitätsmerkmale

Qualität ist das beste Rezept

Beim Einkauf sollte der Slogan »Qualität ist das beste Rezept« Maßstab sein. Zunächst ist auf die gesetzlichen Mindestkennzeichnungsvorschriften zu achten, d. h. ob es sich um natürlichen Gärungsessig, um verdünnte Essigessenz oder um eine Mischung aus beiden handelt. Vorzuziehen ist in jedem Fall der Gärungsessig, ein an wertgebenden Stoffen reiches Naturprodukt. Darüber hinaus unterscheiden sich Essige in einer ganzen Reihe weiterer Kriterien, wie zum Beispiel in der Reifezeit, der Verwendung ganzer Früchte oder nur der Schale und Kerngehäuse (beim Apfelessig) und im biologischen Anbau.

Was wirkt im Essig

Der kleine Abstecher in die Geschichte des Essigs beleuchtete die vielfältigen Anwendungsformen der verschiedenen Essigzubereitungen. Eine ganz entscheidende Rolle spielte dabei die Essigsäure mit ihrer keimhemmenden und heilenden sowie erfrischenden Wirkung.

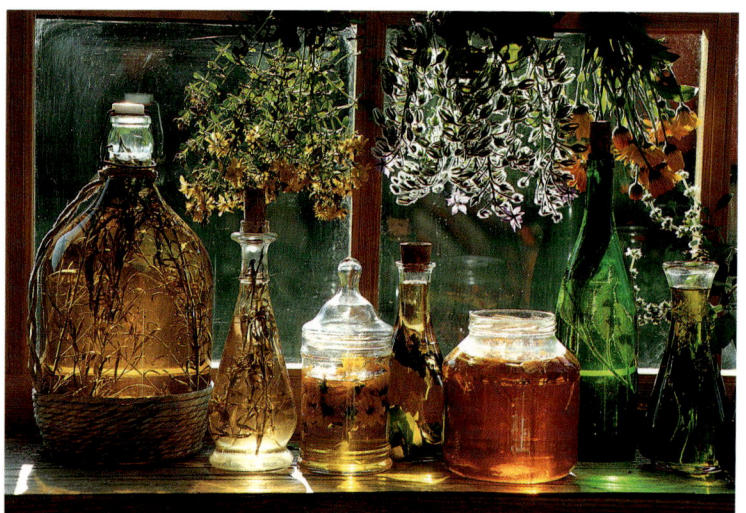

Verschiedene Essigzubereitungen, vielfältige Anwendungsformen

Was wirkt im Essig

Macht sauer lustig?

Wenn man Fröhlichkeit oder Genuß nach Metern, Gramm oder Kalorien messen könnte, wäre diese Frage leicht zu beantworten. Freude, Lust und Geschmack sind jedoch eine Sache des Gefühls, die sich zum Glück mit Tabellen oder Rechenschieber nicht messen lassen. Über den Sinn und Zweck der verschiedenen Geschmacksempfindungen gibt es allerdings interessante Erkenntnisse, mit deren Hilfe der vorab gestellten Frage ein Stück näher zu kommen ist.

Von den Sinnesorganen der Zunge

Süß, sauer, salzig, bitter

Der Geschmack einer Speise wird durch die etwa 3000 Geschmacksknospen auf der Zunge wahrgenommen, die durch Nerven mit dem Gehirn verbunden sind. Der Mensch besitzt vier Arten von Geschmacksknospen, und zwar für die Empfindungen süß, salzig, bitter und sauer. Es ist davon auszugehen, daß sich die Geschmacksvorlieben für süß und salzig zu einer Zeit herausgebildet haben, in der süße und salzige Lebensmittel noch Seltenheitswert hatten. Süßer Geschmack zeigte den Menschen der Vorzeit das Vorkommen von Kohlenhydraten als wichtige Energielieferanten an. Auch Salz war in der Steinzeit ein seltenes Gut. Aus der Heilpflanzenkunde ist bekannt, daß der bittere Geschmack anregend auf die Magen- und Gallensaftproduktion wirkt. Die entscheidende Rolle, die der Darm für die Abwehrkräfte des Menschen spielt, zeigen deutlich, daß auch das Saure Sinn macht.

Dem Darm Saures geben

Der Darm braucht ein saueres Milieu

Für die Darmbakterien ist ein saures Milieu geradezu lebensnotwendig. Rund 400 Bakterienstämme, die im menschlichen Darm siedeln, sorgen ständig für unsere Gesundheit, indem sie das Immunsystem, vom dem 80 Prozent im Darm lokalisiert sind, trainieren. Vermehren sich Bakterien oder Pilze im Übermaß, so gerät die Darmflora aus den Fugen, das Immunsystem wird geschwächt. Das Wachstum krankheitserregender Keime wird jedoch durch Säure gehemmt. Die Empfehlung der Volksmedizin, morgens auf nüchternen Magen ein Glas verdünnten Apfelessig zu trinken, ist vor diesem Hintergrund also durchaus ernst zu nehmen.

Essig und der Säure-Basen-Haushalt

Wie in einem Heizkraftwerk fallen in unserem Körper durch Verbrennung Stoffwechselschlacken an, die abtransportiert und ausgeschieden werden müssen. Neben der Ablagerung solcher physiologischer, also völlig normaler Stoffwechselschlacken kann es auch zu vermehrter Säureanreicherung aufgrund körperlicher Fehlfunktionen kommen. Hierzu zählen vor allem die normalerweise nicht anfallenden Schlacken bei einer fehlerhaften Arbeit des Darms. Daran hat eine durch Umweltgifte, Arzneimittel und Fehlernährung mit zu vielen säuernden Lebensmitteln massiv gestörte Darmflora erheblichen Anteil.

Richtige Ernährung sorgt für ein gesundes Säure-Basen-Gleichgewicht

Den Ausgleich zwischen sauren und basischen Verhältnissen steuern vor allem die Ausscheidungswege des Körpers, die Säuren und Basen je nach Bedarf abtransportieren oder im Körper zurückhalten. Sammeln sich übermäßig viel Stoffwechselschlacken in den Organen an, gerät der gesamte Säure-Basen-Haushalt aus dem Gleichgewicht.
Vor allem über die Ernährung haben wir die Möglichkeit, für ein gesundes Säure-Basen-Gleichgewicht zu sorgen.

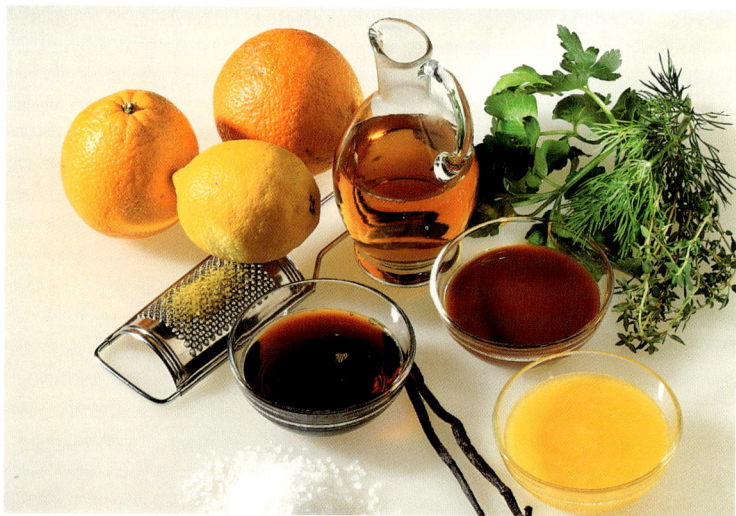

Säure- und Basenbildner

Lebensmittel werden in Säure- und Basenbildner aufgeteilt, je nachdem, ob ein basisches oder ein saures Endprodukt nach der Verarbeitung im Körper anfällt. Mineralstoffe und Spurenelemente wirken auf diese Weise basisch, während Eiweiße und Kohlenhydrate die Säurebildung verstärken. Lebensmittel wie Fleisch und Fleischerzeugnisse oder Getreideprodukte enthalten zum Zeitpunkt ihrer Einnahme kaum Säuren. Erst im Verlauf der Aufnahme und des Abbaus in den Zellen entstehen Säuren. Tierisches Eiweiß führt im Magen zu noch stärkerer Salzsäureausschüttung als pflanzliches. Viele Menschen leiden heute unter einer ständigen Säureüberflutung, denn auf unserem Speisezettel stehen zu viele säurebildende Kohlenhydrate und Eiweiße und zu wenig basenbildendes Gemüse und Obst. Die täglich verzehrte Menge an Zucker, Weißmehl und Fleisch steht meist im Mißverhältnis zu der Menge an Gemüse und Obst. Neben der mit Eiweiß und Kohlenhydraten belasteten Ernährung tragen auch Genußmittel wie Alkohol, Kaffee, schwarzer Tee, Nikotin und koffeinhaltige Limonaden zur chronischen Übersäuerung des Körpers bei.

Säurebildende Kohlenhydrate und Eiweiße, basenbildendes Gemüse und Obst

Keine Angst vor Übersäuerung

Apfelessig wirkt im Stoffwechsel basisch

Es mag paradox erscheinen, aber der durch Gärung natürlich gewonnene Essig, insbesondere der Apfelessig, wirkt im Stoffwechsel eher basisch als sauer. Dieser Effekt läßt sich mit dem Reichtum an basisch wirkenden Mineralstoffen erklären. Die im Essig enthaltenen Genußsäuren, wie zum Beispiel Essig-, Milch- oder Apfelsäure, werden nach der Aufnahme in den Darm in den Körperzellen verbrannt. Ihre saure Wirkung kommt infolge der Verbrennung im Körper nicht mehr zum Tragen.

Ähnlich verhält es sich mit süßsauren Obstsorten, die aufgrund ihres Gehaltes an basisch wirkenden Mineralstoffen nach ihrer Verstoffwechselung keine saure Wirkung mehr erzielen. Man muß also keinerlei Bedenken haben, daß die regelmäßige Einnahme von Apfelessig zu einer Übersäuerung führt.

Apfelessig – Lebenselixier aus der Natur

Steht auf dem Etikett »Obstessig«, dann handelt es sich meist um Apfelessig. Er hatte schon immer den Ruf, ein besonders gesunder Essig zu sein und wird deshalb meist in Reformhäusern, Apotheken oder den Diätabteilungen der Supermärkte angeboten. Mittlerweile schätzen ihn jedoch auch Feinschmecker, denn zum Würzen von Salaten zeichnen ein fruchtig-herbes Aroma und eine milde Säure diesen Essig aus.

Auch für Feinschmecker

Die Herstellung von Apfelessig verläuft nach dem gleichen Prinzip wie beim Weinessig. Statt Trauben werden Äpfel gepreßt und anschließend zu Apfelwein vergoren. Essigsäurebakterien verwandeln den Alkohol in Essigsäure. Da der Alkoholgehalt von Apfelwein niedriger ist als der des Weins, entsteht weniger Säure. Sie beträgt in der Regel 5 Prozent. Das Aroma des Essigs hängt von der Apfelsorte ab, aus der er gewonnen wurde. In der Regel wird Apfelessig gefiltert und manchmal auch zur Verbesserung der Haltbarkeit kurz erhitzt. Einige Apfelessig-Sorten sind auch ungefiltert naturtrüb im Handel.

Ein ganz besonderer Saft

Im Apfelessig wirken vor allem die Inhaltsstoffe des Ausgangsproduktes, des Apfels (siehe Seite 12). So fällt rein mengenmäßig betrachtet der hohe Kaliumgehalt im Apfelessig auf. Mit ca. 1000 mg pro Liter ist dies ein Spitzenwert im Vergleich mit anderen kaliumreichen Lebensmitteln. Auch weitere Mineralstoffe, Mengenelemente und Spurenelemente finden sich im Apfelessig, allerdings nicht in so großen Mengen wie Kalium. Zu ihnen gehören Calcium, Fluor, Magnesium, Natrium, Phosphor und Silicium. Unter den enthaltenen Vitaminen sind Vitamin C und Beta-Carotin hervorzuheben, zwei Stoffe, die als Zellschutzvitamine eine wichtige Rolle spielen und sich als wirkungsvoll im Kampf gegen die sogenannten freien Radikalen erweisen.

Hoher Kaliumgehalt

Ein ganz besonderer Saft

Was wirkt im Apfelessig?

Welche Inhaltsstoffe auch immer im einzelnen für die vitalisierende und heilende Wirkung von Apfelessig verantwortlich sind, entscheidend ist die Kombination der Wirkstoffe. Denn jedes echte Naturprodukt ist eine Komposition zahlreicher wertgebender Bestandteile.

Mineralstoffe

● Kalium ist an der Regulierung des osmotischen Drucks innerhalb der Zellen in der intrazellulären Flüssigkeit maßgeblich beteiligt. Es wird für das Säure-Basen-Gleichgewicht, die neuromuskuläre Reizbarkeit und Muskelkontraktion benötigt. Darüber hinaus spielt es eine Rolle bei der Regulation der Zellproteine und für die Aktivität einiger Enzyme.

Entscheidend ist die Kombination der Inhaltsstoffe

Kalium ist Bestandteil der Verdauungssäfte des Magen-Darm-Traktes und wird rasch resorbiert. Seine Ausscheidung erfolgt über die Niere und ist gesteigert bei erhöhter Natriumzufuhr. Kaliummangel äußert sich in Herz-Muskel-Schäden, Muskelerschlaffung, niedrigem Blutdruck und Appetitlosigkeit.

● Natrium wirkt ebenfalls regulierend auf den osmotischen Druck der Zellflüssigkeit und den Säure-Basen-Haushalt. Es beeinflußt die Funktion der Zellmembranen und ist an der Resorption von Zuckern und Aminosäuren beteiligt. Natrium spielt auch eine Rolle bei der Muskelreizbarkeit und -kontraktion sowie der Aktivierung einiger Enzyme. Natriummangel äußert sich in Apathie, Schwäche, Übelkeit und Absinken des

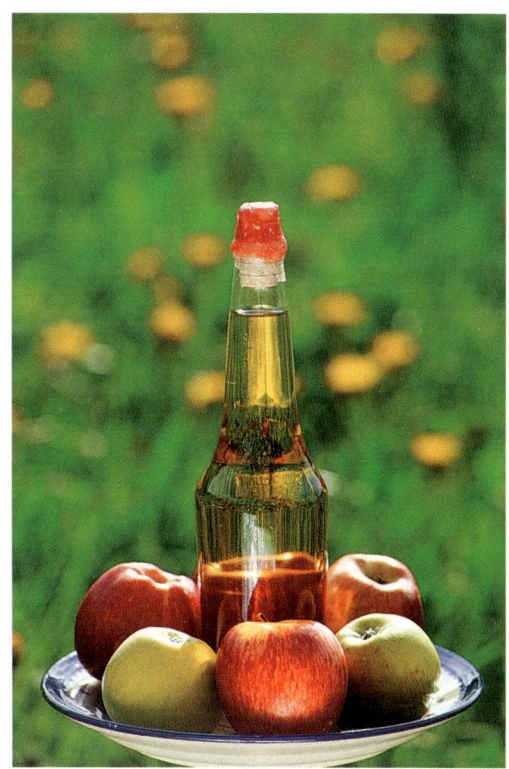

Wichtige Wirkstoffe im Apfelessig

Calcium	Phosphor	Vitamin C
Fluor	Silicium	Essigsäure u. a.
Kalium	Vitamin A	Fruchtsäuren
Magnesium	Beta-Carotin	Pektin
Natrium	Vitamin B_1, B_2 und B_6	Natürliche Aromastoffe

Blutdrucks. Für die Vorbeugung von Bluthochdruck ist ein ausgewogenes Natrium/Kalium-Verhältnis empfehlenswert.

Calcium und Magnesium

● Calcium wird für die Bildung von Knochen und Zahnsubstanz sowie für die Blutgerinnung benötigt. Es ist an der Erregbarkeit der Nerven und Muskeln beteiligt, beeinflußt die Durchlässigkeit der Zellmembranen und aktiviert bestimmte Enzyme. Calciummangel führt zur Entkalkung des Skelettsystems und zu erhöhter Erregbarkeit der Nerven und Muskeln (Tetanie).

● Magnesium ist beteiligt am Aufbau von Knochen und Sehnen und Aktivator sowie Bestandteil verschiedener Enzyme des Kohlenhydrat- und Proteinstoffwechsels. Zudem wirkt es auf die Reizbarkeit der Nerven- und Muskeln. Magnesiummangel führt zu Muskelkrämpfen und Übelkeit.

Vitamine

● Vitamin A ist an der Bildung des Sehpurpurs beteiligt und deshalb von Bedeutung für den Sehvorgang. Ferner dient es dem Aufbau und der Erhaltung der Epithelgewebe der Haut und Schleimhaut. Vitamin-A-Mangel erschwert die Anpassung der Sehkraft beim Übergang vom Hellen zum Dunklen und führt zu Infektionen und Hautveränderungen.

Beta-Carotin

● Beta-Carotin wird auch als Provitamin A bezeichnet und in der Darmwand zum Teil in Vitamin A umgewandelt. Beta-Carotin stärkt das Immunsystem und wirkt antioxidativ. Es gilt als besonders wirkungsvoll im Kampf gegen die freien Radikalen. Dies sind aggressive Substanzen (zum Beispiel Umweltgifte), die eingeatmet oder mit der Nahrung aufgenommen werden. Sie wirken zellschädigend und krebsauslösend.

● Vitamin B_1 spielt im Kohlenhydratstoffwechsel eine große Rolle und ist für die Aufrechterhaltung der Organ-und Gewebefunktio-

Ein ganz besonderer Saft

nen, die Kohlenhydrate als Energiequelle verwerten, von Bedeutung. Vitamin-B_1-Mangel ist gekennzeichnet durch Appetitlosigkeit, Verdauungsstörungen, Müdigkeit und Störungen des emotionalen Gleichgewichts.

● Vitamin B_2 wirkt entscheidend bei der Energiegewinnung aus Fetten, Kohlenhydraten und Aminosäuren mit. In allen Geweben und Zellen kommen seine physiologisch wirksamen Formen als Stoffwechselkatalysatoren vor. Vitamin-B_2-Mangel führt zu verzögertem Wachstum und zu Schädigungen der Augen, Schleimhäute und Haut.

Die Inhaltsstoffe des Apfelessigs wirken vitalisierend und heilend

● Vitamin B_6 kommt in vielen Lebensmitteln tierischen und pflanzlichen Ursprungs vor. Es greift in den Proteinstoffwechsel ein und stellt einen Verknüpfungspunkt zum Stoffwechsel von Kohlenhydraten und Fetten im Zuge der Energiegewinnung dar. Der Bedarf an Vitamin B_6 ist abhängig von der körperlichen Beanspruchung sowie der Stoffwechselaktivität. So erhöht er sich zum Beispiel in der Wachstumsperiode, bei Kälte und während der Schwangerschaft. Auch die Einnahme bestimmter Medikamente (östrogenhaltige und schmerzstillende Mittel) machen eine erhöhte Zufuhr nötig. Vitamin-B_6-Mangel zeigt sich in Appetitlosigkeit, Übelkeit sowie Haut- und Schleimhautentzündungen.

Vitamin B und Vitamin C

● Vitamin C ist Bestandteil jeder pflanzlichen und tierischen Zelle. Es kommt in freier Form oder an Protein gebunden vor. Es wird für die Bildung und Funktionserhaltung der Stützbindegewebe benötigt und wirkt beschleunigend im Heilungsprozeß von Wunden und Knochenbrüchen sowie stimulierend auf die Abwehrkräfte.

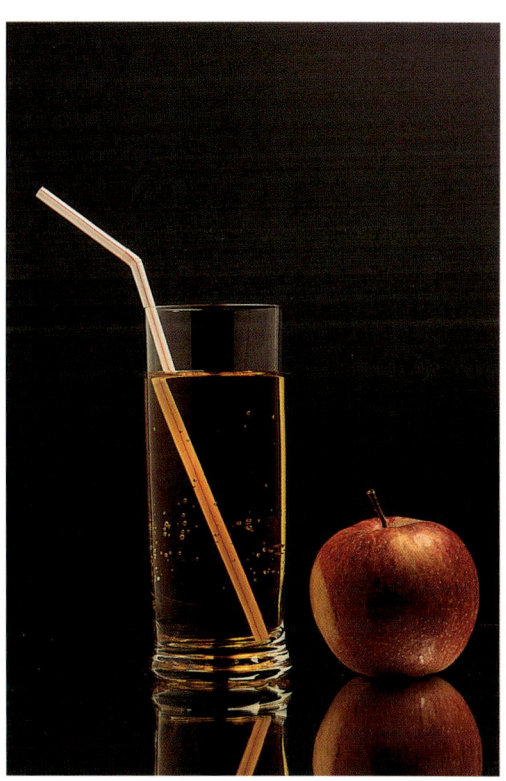

Apfelessig selbst ansetzen

Das Interesse an natürlichen und umweltschonend erzeugten Lebensmitteln ist heute, angesichts der vielfach durch Umweltgifte belasteten Produkte, sehr groß. Der Wunsch, Lebensmittel nicht nur direkt vom Erzeuger zu beziehen, sondern auch selbst herzustellen, ist nur verständlich. Auch das Naturprodukt Apfelessig läßt sich selbst ansetzen, schließlich ist das Grundprinzip der Essigherstellung denkbar einfach. Allerdings ist die Herstellung von »hausgemachten« Apfelessig mit einigem Aufwand verbunden. Sie erfolgt in zwei Arbeitsschritten und bleibt immer auch ein Experiment. Denn die Erzeugung eines Qualitätsessigs ist eine hohe Kunst, die sich im Selbstverfahren in der Regel nicht erreichen läßt. Wer jedoch Freude und auch bereits Erfahrung als »Selbsterzeuger« von Lebensmitteln hat, für den lohnt sich der Versuch in jedem Fall.

Apfelessig hausgemacht

Apfelmost

Süße und saure, reife Äpfel

Am besten ist ein Most aus verschiedenen Apfelsorten. Die Mischung soll ja ausreichend Säure, Gerbsäure und Zucker enthalten. Deshalb verwendet man sowohl sehr süße als auch sehr saure, reife Äpfel – möglichst aus biologischem Anbau.

▶ Die gewaschenen Äpfel werden geviertelt in eine Saftpresse gegeben und zu Apfelsaft verarbeitet.
▶ Der Fruchtsaft wird mit den Rückständen in einen Glas- oder Steingutkrug gefüllt und mit etwas Wasser verdünnt.
▶ Nun verschließt man den Krug luftdicht mit einem Luftballon. Das bei der Gärung freigesetzte Kohlendioxid bläst den Ballon auf und verhindert, daß die Flüssigkeit mit Luft in Kontakt kommt. Die Umwandlung des Zuckergehalts in Alkohol dauert, je nach Temperatur, ein bis sechs Wochen. Danach ist der reine Apfelmost fertig. Bei dem sich auf der Oberfläche bildenden grauen Schaum handelt es sich um völlig harmlose überschüssige Hefe.

Der Essig

Zur weiteren Verarbeitung zu Apfelessig muß der Apfelmost nun über einen bestimmten Zeitraum der Luft ausgesetzt werden.

▶ Hierzu wird der gewonnene Apfelmost in ein flaches, breites Gefäß umgefüllt, das Gefäß sollte nur bis zu drei Vierteln gefüllt sein.
▶ Um den Gärungsprozeß zu beschleunigen, da Umweltgerüche den Geschmack beeinträchtigen und sich Bakterien ausbreiten können, empfiehlt es sich, etwas Essigmutter (Apotheke) zuzugeben.
▶ Das Gefäß wird nun mit einem luftdurchlässigen Stoff abgedeckt, da sich Essigbakterien nur unter Mitwirkung von Sauerstoff entwickeln können.
▶ Die für den Gärungsprozeß optimale Temperatur liegt bei 26 bis 28°C, über 35°C sterben die Essigbakterien ab. Die Gärung ist nach etwa 2 bis 3 Monaten abgeschlossen.
▶ Um den fertigen Apfelessig von Heferesten und Fruchtteilchen zu befreien, filtert man ihn durch ein Leinentuch oder eine Kaffeefiltertüte. Dann wird er in heiß ausgespülte Flaschen abgefüllt, die man luftdicht mit Korken verschließt.

Apfelessig selbst herstellen bleibt immer ein Experiment, aber der Versuch lohnt sich

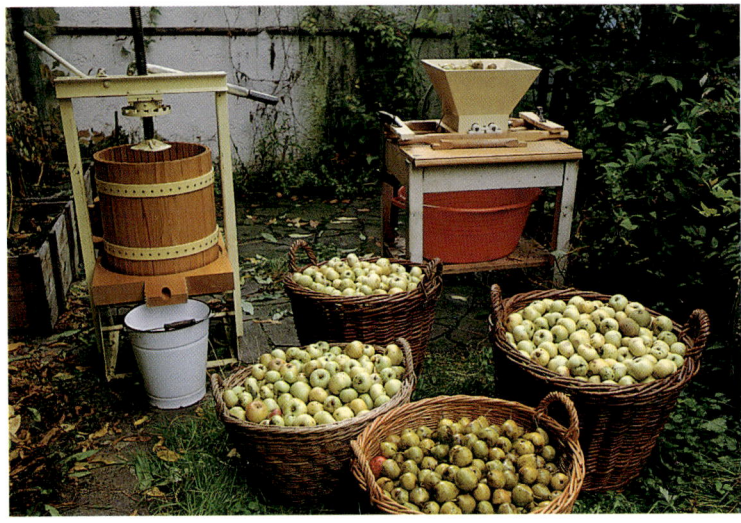

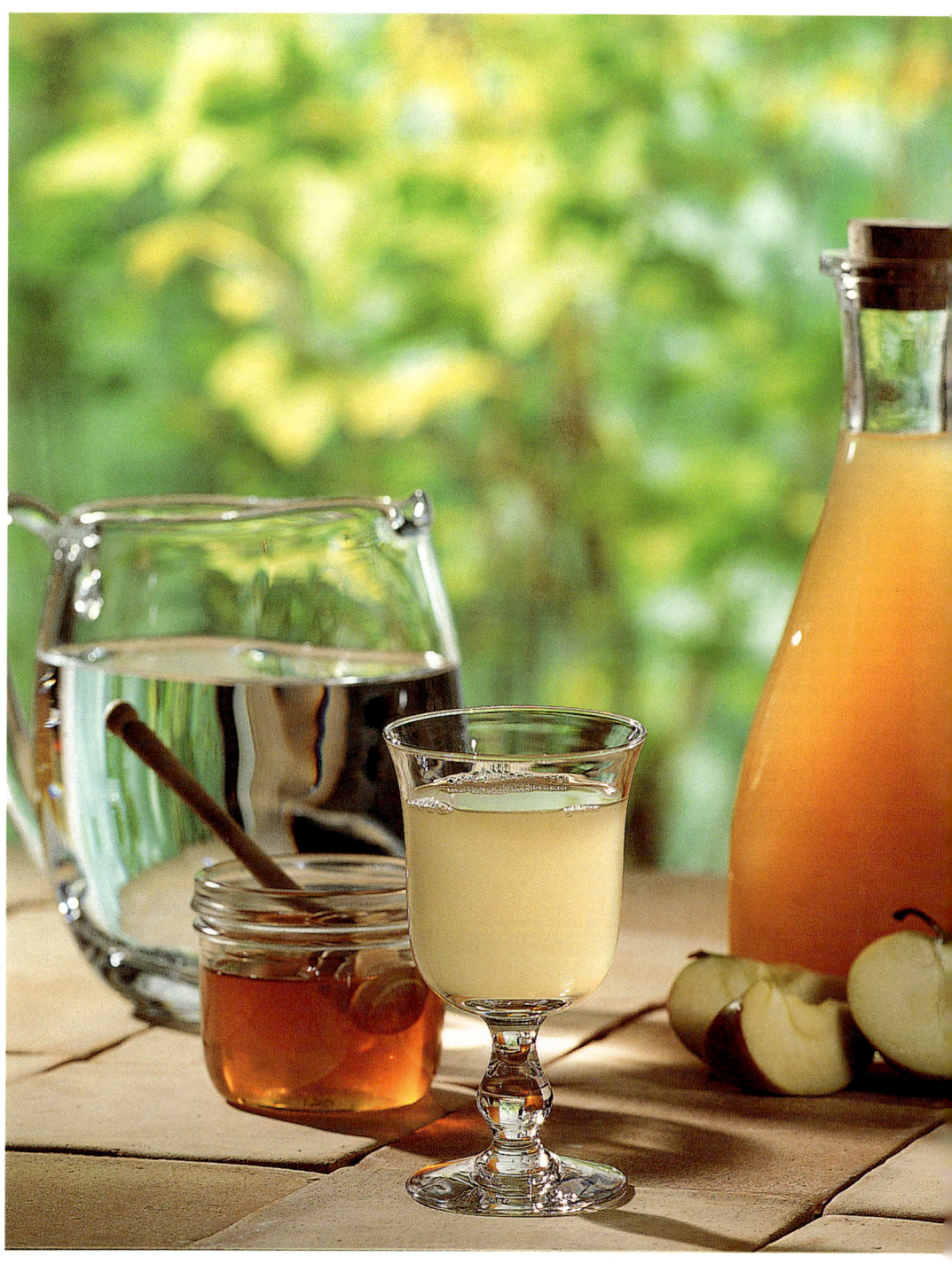

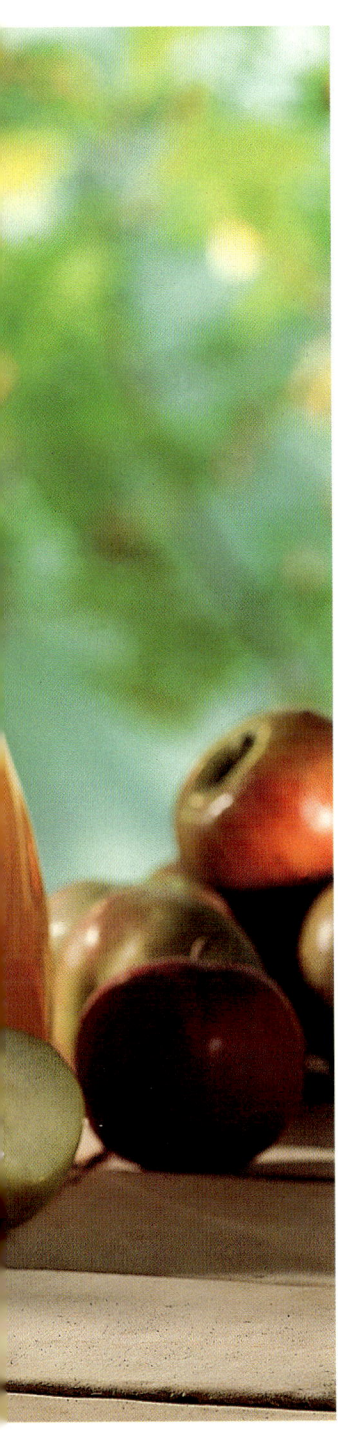

Gesund und schön mit Apfelessig

Vital bis ins Alter zu bleiben, bedingt eine aktive und gesunde Lebensweise, dazu gehört vor allem eine gesunde und ausgewogene Ernährung. Hier liegt der entscheidende Wert des Apfelessigs. Mit seinen wertvollen Inhaltsstoffen ist er eine der gesündesten Flüssigkeiten. Apfelessig ist ein altbewährtes und außergewöhnliches Naturheilmittel, das sich auch hervorragend zur inneren und äußeren Körperpflege eignet. Im folgenden Kapitel finden Sie zahlreiche Anwendungsmöglichkeiten zur allgemeinen Stärkung, zur Linderung verschiedener Krankheitssymptome und in der Körperpflege.

Apfelessig als Energiespender

Wie Dr. Jarvis in seinem Buch schreibt, basiert die Volksmedizin auf der Gesunderhaltung des Körpers, sie will also vorbeugend wirken. Hauptsächlich in diesem Sinne ist auch die Anwendung von Apfelessig zu verstehen. Das Grundgetränk, der berühmte »Apfelessig-Honig-Trunk« (Rezept siehe Seite 9), ist also in erster Linie ein hervorragendes Mittel, den Körper zu stärken und seine Widerstandskraft gegenüber Belastungen – durch körperliche Anstrengung, Krankheiten oder Streß – zu fördern.

Apfelessig-Honig-Trunk, ein Energiecocktail

Anwendungsformen

Apfelessig wird – gemischt mit Wasser – hauptsächlich innerlich verwendet. Darüber hinaus eignet er sich zum Inhalieren, Spülen, für Abwaschungen und Einreibungen, für Wickel und Kompressen sowie als belebender und zugleich entspannender Badezusatz. In bestimmten Fällen wird Apfelessig unverdünnt aufgetragen.

Hauptsächliche Anwendung als Getränk

Ein Leben lang gesund?

Ein Heilmittel für alle Krankheiten – danach verlangt es die Menschen seit altersher. Für viele kommt der Apfelessig diesem »Wundermittel« schon sehr nahe. Denn seit Jahrhunderten behandelte man mit ihm in der Volksmedizin nicht nur Wunden, Beschwerden und Krankheiten. Vor allem zur allgemeinen Stärkung und Vorbeugung wurde er verordnet. In der Gesunderhaltung des Körpers vermag Dr. Jarvis' Energiecocktail – regelmäßig zu den Mahlzeiten eingenommen – wirklich kleine Wunder zu vollbringen.

Zur allgemeinen Stärkung und Vorbeugung

Ein ideales Sportlergetränk

Dieser Energiecocktail eignet sich auch ausgezeichnet für Freizeit- und Leistungssportler. Eine Kombination aus Mineralwasser, Apfelessig und Honig entspricht exakt den Empfehlungen der Sportmediziner für ein energiespendendes Getränk. Dieses muß isotonisch sein, d. h. die Konzentration an

Apfelessig als Energiespender

Ein isotonisches Getränk

osmotisch wirksamen Inhaltsstoffen (zum Beispiel Mineralstoffe und Kohlenhydrate) sollte der Konzentration der Körperflüssigkeit entsprechen. Nur dann wird der durch ausgeschwitzte Körperflüssigkeit verursachte Verlust an Mineralstoffen umgehend wieder ausgeglichen. Der hohe Kaliumgehalt des Apfelessig wirkt zusätzlich kräftigend auf die Muskulatur. Eine Konzentration von 5 g Honig auf 100 g Flüssigkeit ist ideal. Wer das Getränk weniger süß mag, kann es auch stärker verdünnen.

> **Rezept**
> 100 ml natriumreiches Mineralwasser
> 2 TL Apfelessig
> 1 TL Honig

Macht müde Muskeln munter

Auch in der äußeren Anwendung ist Apfelessig gewinnbringend für Sportler.

▶ Ein Bad mit der Zugabe von 1 bis 2 Gläsern Apfelessig wirkt wohltuend und empfiehlt sich zur Regeneration müder und beanspruchter Muskeln. Kombiniert mit Badeölen unter Zusatz von Lavendel oder Melisse verstärkt sich die regenerierende Wirkung.

Zur Muskelregeneration

▶ Der Energiecocktail eignet sich auch zur Vorbeugung und Linderung von Muskelkater und Muskelkrämpfen. Trinken Sie vor und nach dem Sport zu den Mahlzeiten jeweils ein Glas.

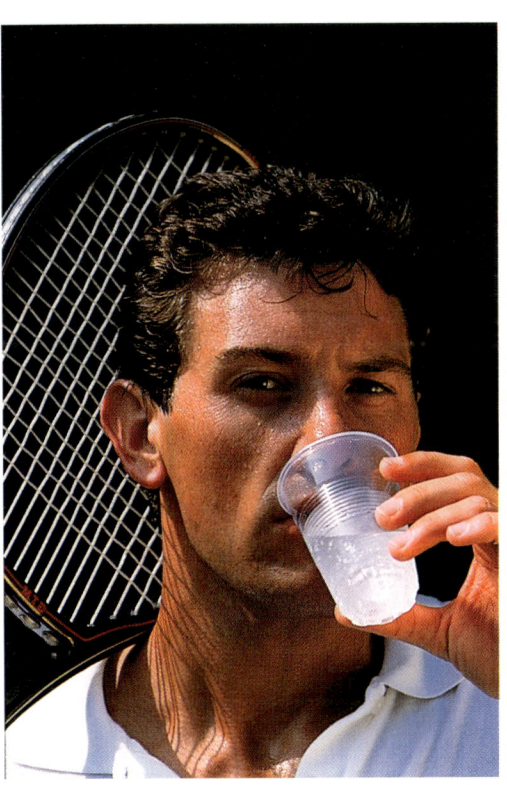

Atemwegserkrankungen und Erkältungen

Sie gehören zu den häufigsten Anwendungsgebieten für den Apfelessig. Atemwegserkrankungen werden meist durch Viren ausgelöst, kommen Bakterien hinzu, ergeben sich häufig Komplikationen, wie zum Beispiel Nebenhöhlenvereiterungen. Das Vorhandensein von Viren und Bakterien allein führt nicht zwangsläufig zu einer Erkältung oder Grippe. Entscheidend ist der Zustand des Immunsystems. Ist dieses geschwächt, sind wiederholte Erkältungen und Atemwegsinfektionen keine Seltenheit.

Abwehrstärkung durch Förderung einer gesunden Darmflora

überbeansprucht. Zur Stärkung des Immunsystems ist das Apfelessig-Honig-Getränk hervorragend geeignet. Die abwehrstärkende Wirkung wird vor allem über die Förderung einer gesunden Darmflora erreicht. Da der Darm den Großteil des Immunsystems beherbergt, muß hier

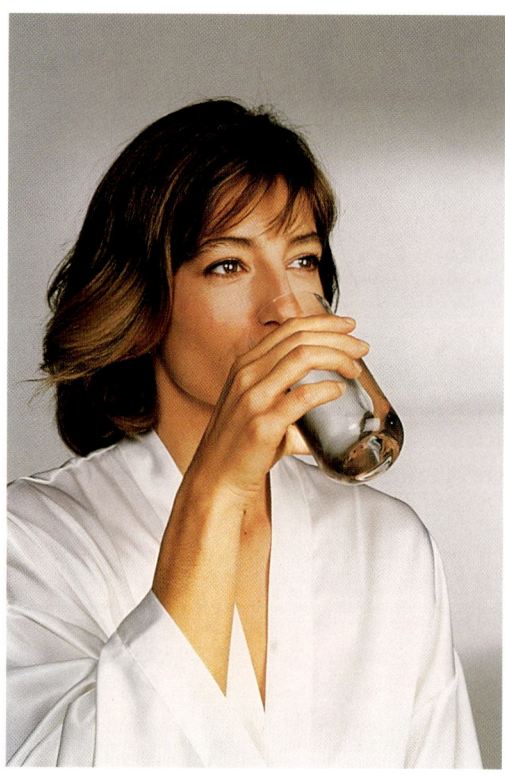

Stärkung des Immunsystems

Wer zu den bedauernswerten Mitmenschen gehört, die sich regelmäßig anstecken, wenn jemand in ihrer Nähe schnieft oder hustet, dessen Abwehr ist geschwächt. Sehr häufig ist die Ursache dafür eine ungesunde Lebensweise, die die Schutzfunktionen des Organismus (Haut, Schleimhäute, Lymphe)

Stärkung des Immunsystems

für eine dauerhafte Immunstärkung angesetzt werden. Für eine intensive Abwehrstärkung gehen Sie folgendermaßen vor:

▶ Beginnen Sie mit der Apfelessig-Honig-Kur etwa 4 Wochen vor der Erkältungszeit (im Herbst und im Frühjahr) und trinken Sie dreimal täglich ein Glas Energiecocktail.

▶ Nehmen Sie zusätzlich ein Echinacea-(Sonnenhut) Präparat ein, und zwar gegen 17 Uhr, da dies die beste Zeit für eine Immunstimulierung ist.

▶ Den Apfelessig-Honig-Cocktail trinken Sie die ganzen 4 Wochen durchgehend, das Echinacea-Präparat intervallmäßig. Machen Sie nach 4 Tagen jeweils eine Pause von 3 Tagen.

▶ Unterstützen Sie diese Vorbeugungskur mit der Einnahme von Vitamin C aus natürlichen Quellen wie Acerola, Hagebutten oder Sanddorn.

Zusätzlich vorbeugen mit Vitamin C

Schnupfen und Verschleimung

Schnupfen ist ein oft unterschätztes Symptom von Erkältungskrankheiten. Komplikationen, wie Nasennebenhöhlen- oder Stirnhöhlenvereiterungen, können langwierig sein, ja chronisch werden. Nasensprays schaffen meist nur kurzfristig Erleichterung, laufend gebraucht können sie die Nasenschleimhäute austrocknen. Daher sollten bewährte Hausmittel ohne Nebenwirkungen bevorzugt werden. Bei Schnupfen und häufiger Verschleimung ist die Anwendung von Apfelessig innerlich und äußerlich anzuraten.

▶ Zweimal täglich ein Glas Apfelessig mit Honig wirkt einer übermäßigen Verschleimung entgegen.

▶ Bei Stirnhöhlenkatarrh empfiehlt sich eine stündliche Einnahme (siebenmal pro Tag) von 1 TL Apfelessig in 1 Glas Wasser.

▶ Verdünnen Sie den Apfelessig im Verhältnis 1:2 (1 Teil Apfelessig auf 2 Teile Wasser), erhitzen die Mischung und inhalieren damit.

▶ Durch gleichzeitige Salzspülungen der Nase wird einer Kieferhöhlenvereiterung vorgebeugt. Für Salzspülungen verwenden Sie am besten eine Nasendusche (erhältlich in Apotheken) und spülen beide Nasenlöcher mehrmals täglich mit lauwarmem Salzwasser (Emser Salz).

▶ Bei roter und entzündeter Nase hilft eine warme Kompresse mit verdünnter Apfelessiglösung, die einige Minuten einwirken sollte.

Bewährte Hausmittel ohne Nebenwirkungen bevorzugen

Inhalieren mit Apfelessigwasser

Atemwegserkrankungen und Erkältungen

Halsschmerzen und Heiserkeit

Hilfreich ist das Gurgeln mit einer Apfelessigverdünnung, denn hier kommt die antibakterielle Wirkung des Essigs sehr gut zum Tragen.

▶ Stellen Sie eine Lösung aus 75 ml lauwarmem Wasser und 25 ml Apfelessig her.

▶ Gurgeln Sie bei akuten Entzündungen stündlich mit dieser Lösung; unbedingt nach dem Gurgeln ausspucken!

▶ Gurgeln Sie abwechselnd mit einer Lösung aus starkem Salbeitee.

▶ Zusätzliche Linderung verschafft ein feuchtwarmer Halswickel. Tauchen Sie dazu ein Handtuch in heißes Wasser, dem Sie 3 EL Apfelessig zugegeben haben.

▶ Mischen Sie ein halbes Glas Wasser mit einem halben Glas Apfelessig und fügen Sie 3 TL Honig und 1 TL Cayennepfeffer hinzu. Von dieser Mischung nehmen Sie 1 TL im Abstand von 3 bis 4 Stunden ein.

Husten

Bei Erkältungen sammelt sich Schleim in den Atemwegen an, der im Normalfall abgehustet wird. Beim Bronchialhusten hat sich der Schleim verfestigt und ist nur schwer abhustbar. Hier sind schleimverflüssigende und auswurffördernde Mittel angezeigt. Vor allem auch für Kinder ist ein Hustensirup aus Honig

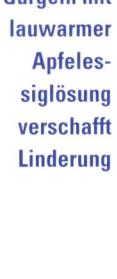

Gurgeln mit lauwarmer Apfelessiglösung verschafft Linderung

Sirup aus Apfelessig und Honig bei Hustenreiz

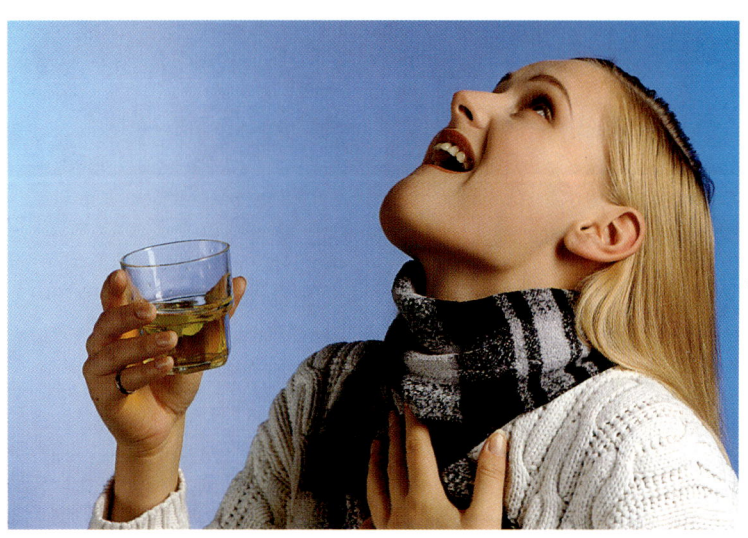

Atemwegserkrankungen und Erkältungen

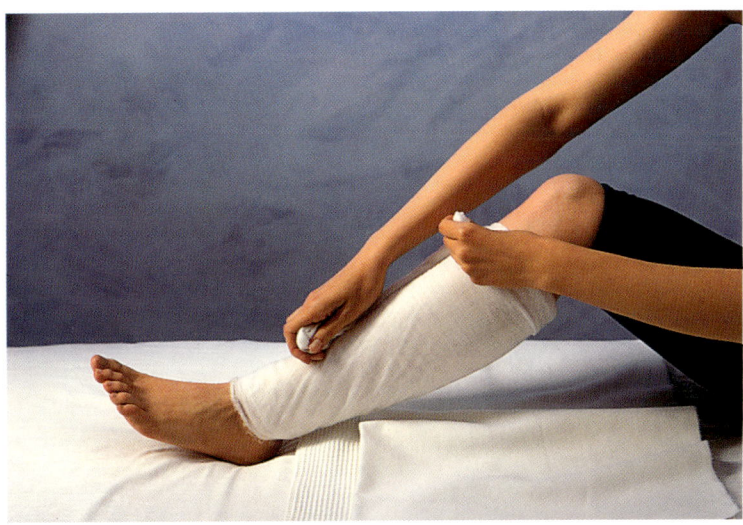

und Apfelessig sehr zu empfehlen.

▶ Vermischen Sie 4 EL flüssigen Honig mit 5 TL Apfelessig und rühren Sie gut um. Bei Hustenreiz geben Sie 1 TL von diesem Sirup.

▶ Sorgen Sie für eine reichliche Zufuhr an Flüssigkeit, damit sich der zähe Schleim verflüssigen kann. Trinken Sie daher möglichst viel heißen Thymiantee.

Viel trinken!

Fieber

Fieber ist eine Abwehrreaktion des Körpers gegenüber Infektionen. Die erhöhte Körpertemperatur bewirkt die Abtötung von Viren und bringt das Immunsystem auf Hochtouren. In der Naturheilkunde werden fiebersenkende Maßnahmen in Form von Wadenwickeln empfohlen.

▶ Legen Sie ein Wolltuch und ein Zwischentuch aus Leinen oder Baumwolle aufeinander.

▶ Tränken Sie die Wickel mit verdünntem Apfelessig. Die Wassertemperatur sollte möglichst kühl (10 bis 20 °C) sein, ist jedoch abhängig von der Verträglichkeit. Wringen Sie die Wickel so aus, daß sie gerade nicht mehr tropfen und legen sie an den Unterschenkeln an. Anschließend umwickeln Sie die Beine mit dem Woll- und Leinentuch. Die Wickel können unbesorgt einige Stunden auf der Haut bleiben.

Wadenwickel zur Fiebersenkung

Nieren- und Blasenerkrankungen

Durchspülung von Nieren und Blase unterstützen

Die Nieren sind neben der Leber die wichtigsten Entgiftungsorgane des Körpers. In den Nieren wird das Blut gefiltert, Flüssigkeit und Mineralstoffe werden je nach Bedarf ausgeschieden bzw. im Organismus zurückbehalten. Ausscheidungspflichtige Substanzen, wie Harnsäure oder Harnstoff, werden über die Nieren abgeleitet. Dabei ist eine gute Durchblutung und Durchspülung der Nieren und der Blase von zentraler Bedeutung. Störungen beim Wasserlassen entstehen durch Blasenentzündungen, Blasensteine oder beim Mann durch eine vergrößerte Prostata. Ausgelöst wird eine Blasenentzündung meist durch eine Erkältung oder Unterkühlung. Die Betroffenen spüren einen häufigen Harndrang mit Brennen und Stechen beim Wasserlassen.

Apfelessig unterstützt die Durchspülung von Nieren und Blase mit folgenden Wirkungen:

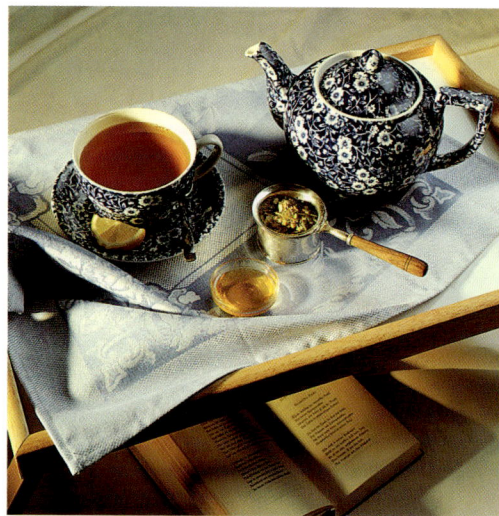

- Giftige Substanzen und Stoffwechselendprodukte und mit ihnen schädliche Bakterien werden vermehrt ausgeschieden.
- Der Bildung von Nieren- und Blasensteinen wird vorgebeugt.

▶ Trinken Sie zu jeder Hauptmahlzeit 1 Glas Wasser mit 2 TL Apfelessig.

▶ Trinken Sie zusätzlich Kräutertee, um eine vermehrte Ausscheidung anzuregen (zum Beispiel Löwenzahn-, Brennessel- oder Zinnkrauttee).

Kräutertee trinken, um vermehrte Ausscheidung anzuregen

Frauen-beschwerden

Erkrankungen der weiblichen Geschlechtsorgane verlangen vor der Selbstbehandlung eine sorgfältige Abklärung durch den Arzt.

Ausfluß

Das Scheidensekret enthält Milchsäurebakterien, ist deshalb leicht sauer und schützt vor lokalen Entzündungen. Als Ausfluß wird eine länger andauernde, übermäßige Absonderung aus der Scheide bezeichnet. In leichteren Fällen und in der Nachbehandlung von bakteriellen oder Pilzinfektionen wirkt sich eine biologische Regulierung der Scheidenflora sehr positiv aus. Naturheilärzte empfehlen Apfelessigspülungen der Scheide.

Scheidenflora regulieren

▶ Verdünnen Sie Apfelessig mit körperwarmem Wasser im Verhältnis 1:4 (1 Teil Apfelessig, 4 Teile Wasser).

▶ Nehmen Sie eine 10 ml Spritze (Apotheke) und schneiden die Spitze am Ansatz der Kanüle ab.

▶ Ziehen Sie mit der Spritze mehrmals die Apfelessigverdünnung auf und spritzen sie vorsichtig in die Scheide.

Starke Monatsblutungen

Frauen, die während der Periode unter sehr starken Blutungen leiden, wird zur Blutungshemmung der Apfelessig-Honig-Trunk am Morgen empfohlen. Günstig wirken sich auch vor Einsetzen der Periode warme Sitzbäder mit der Zugabe von $1/2$ Tasse Apfelessig aus.

Sitzbäder mit Apfelessig

Schwangerschaftsübelkeit

Viele werdende Mütter leiden vor allem in den ersten drei Schwangerschaftsmonaten an chronischer Übelkeit mit zum Teil heftigem Erbrechen.

▶ Trinken Sie morgens 1 Glas Wasser mit 1 TL Apfelessig. Nehmen Sie das Getränk sowie das anschließende Frühstück am besten im Bett ein.

Apfelessig-Grundgetränk am Morgen

Erkrankungen von Herz, Kreislauf und Blutgefäßen

Erkrankungen des Herzens und der Blutgefäße stehen als Todesursache an erster Stelle in den westlichen Ländern. Arteriosklerose (mit ihren Folgeerkrankungen) ist eine typische Zivilisationskrankheit, die in erster Linie durch eine ungesunde Lebensweise (falsche Ernährung, mangelnde Bewegung, übermäßiger Konsum von Genußmitteln, Streß, Belastung durch Umweltgifte) hervorgerufen wird. Um Herz-Kreislauferkrankungen vorzubeugen, muß vor allem eine grundlegende Änderung der Lebensführung erfolgen. Apfelessig kann hierbei ebenfalls vorbeugend wirken und eine medizinische Therapie sinnvoll ergänzen.

Apfelessig zur Unterstützung einer medizinischen Therapie

Erhöhter Cholesterinwert

Der im Apfelessig enthaltene Ballaststoff Pektin trägt zur Senkung eines erhöhten Cholesterinspiegels bei.
▶ Trinken Sie mehrmals am Tag den Apfelessig-Honig-Trunk.
▶ Verwenden Sie möglichst viel Apfelessig bei der Speisenzubereitung (Salate).

Pektin senkt Cholesterinspiegel

Herzstärkung

Stärkend auf den Herzmuskel wirkt der hohe Kaliumgehalt des Apfelessigs. Folgende Herzkur sollten Sie in regelmäßigen Abständen wiederholen:
▶ Trinken Sie mehrmals täglich den Apfelessig-Honig-Trunk mit einer Zugabe von Weißdornpflanzensaft.

Kalium wirkt herzstärkend

Krampfadern und Hämorrhoiden

Krampfadern sind sichtbare, krankhaft veränderte oberflächliche Venen. Hämorrhoiden entstehen durch Vergrößerungen und sack- oder knotenartige Veränderungen der Venen am Mastdarmende. Zur Linderung von Beschwerden empfiehlt sich die äußere Anwendung von Apfelessig.
▶ Bei Krampfadern tränken Sie einen Wickel mit Apfelessig, schlagen ihn um die Beine und lassen ihn 20 Minuten einwirken.
▶ Bei Hämorrhoiden nehmen Sie lauwarme Sitzbäder mit dem Zusatz von $1/2$ Glas Apfelessig und 1 Tasse Salbeiaufguß.

Apfelessigwickel und -sitzbäder

PRAXIS 47

Darmbeschwerden

Ein intaktes Darmmilieu sorgt für Wohlbefinden

Der Darm ist der Ort, an dem die wichtigsten Ausscheidungs- und Entgiftungsvorgänge stattfinden und ein Großteil des Immunsystems lokalisiert ist. Darmstörungen und -beschwerden sind heute ein weit verbreitetes Übel. Sie äußern sich verschiedenartig: in Form von Blähungen oder Bauchkrämpfen, als Durchfall oder Verstopfung. Es ist sinnvoll, Darmerkrankungen mit Mitteln der Naturheilkunde zu behandeln, da der Darm in ganz besonders enger Weise mit dem Organismus verbunden ist. Ein intaktes Darmmilieu ist der Schlüssel zu Gesundheit, Abwehrkraft und Wohlbefinden (siehe auch Seite 27).

Blähungen

Während des Verdauungsvorgangs entstehen im Darm größere Mengen von Gasen. Übermäßige Gasbildung macht sich durch Bauchdrücken, Völlegefühl, Darmgeräusche bis hin zu kolikartigen Schmerzen bemerkbar. Die häufigsten Ursachen für Blähungen sind Nahrungsmittelunverträglichkeit durch zu schnelles Essen, ungenügendes Kauen, zuviel Essen, vieles Durcheinanderessen und leicht gärende Nahrungsmittel. Sie können aber auch die Folge einer schlechten Verdauung, d. h. einer gestörten Darmflora sein. Werden Stoffwechselabbauprodukte nicht mehr verarbeitet, kommt es zur Gärung, Fäulnis und Gasbildung.

▶ Trinken Sie regelmäßig 1 Glas Apfelessig-Honig-Trunk vor jeder Mahlzeit, und legen Sie so den Grundstein für eine intakte Darmökologie. Sie können dem Grundgetränk auch Fenchel oder Kümmel beigeben.

Essensgewohnheiten umstellen

Apfelessig-Honig-Trunk zu den Mahlzeiten

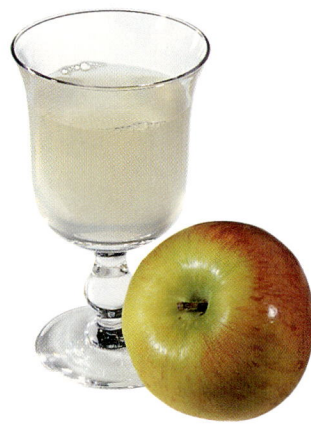

Darmbeschwerden

▶ Linderung verschaffen auch warme Apfelessig-Wickel (ein Teil Wasser, ein Teil Essig), die man auf dem Unterleib 30 Minuten lang einwirken läßt.

Durchfall

Beim Durchfall kommt es mehrmals täglich zu breiartigem bis dünnflüssigem Stuhlgang, oft ganz plötzlich und mit krampfartigen Schmerzen verbunden. Der Körper verliert dadurch viel Flüssigkeit und lebenswichtige Mineralien. Ursachen können Infektionen durch Bakterien sein, die über verdorbene Speisen in den Darm gelangen. Aber auch Unverträglichkeit von Nahrungsmitteln oder Medikamenten führen zu Durchfall. Apfelessig wirkt antibakteriell und regulierend auf die Perestaltik. Zudem fördert er den Wiederaufbau der zerstörten Darmflora und versorgt den Körper mit wichtigen Mineralstoffen.

▶ Trinken Sie in kleinen Schlucken bis zum Abklingen der Beschwerden vor jeder Mahlzeit ein Glas stilles Mineralwasser mit 2 TL Apfelessig.

▶ Machen Sie zweimal täglich für zwei Stunden feuchtheiße Apfelessig-Bauchwickel.

Verstopfung

Verstopfung kann akut auftreten oder chronisch sein. Die Ursachen sind in der Regel ballaststoffarme Ernährung, zu geringe Flüssigkeitsaufnahme, Bewegungsmangel, Mißbrauch von Abführmitteln sowie Streß und seelische Probleme. Auch in fremder Umgebung oder durch ungewohnte Kost kommt es häufig zu Verstopfung. Grundlegende Behandlung ist eine Umstellung der Ernährung auf ballaststoffreiche Vollwertkost.

▶ Trinken Sie bei Verstopfung mehrmals täglich ein Glas Wasser mit 2 TL Apfelessig.

▶ Nehmen Sie lauwarme Fußbäder in einer Mischung aus 4 Liter Wasser, 1 Glas Apfelessig und 4 TL Salz.

Heiße Bauchwickel bei Durchfall

Fußbäder bei Verstopfung

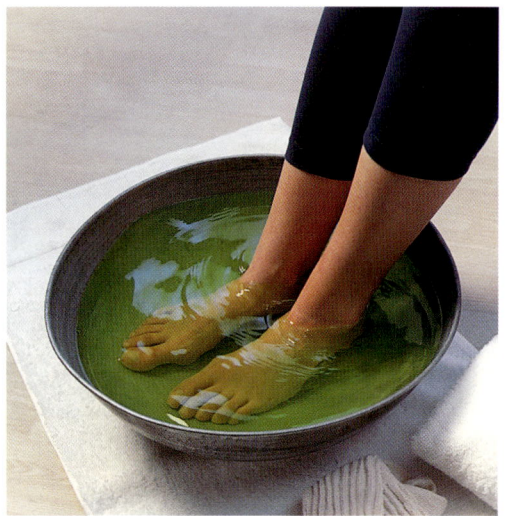

Gelenkschmerzen

Gelenkschmerzen haben vielfältige Ursachen. Dabei können die Gelenke selbst, die zugehörigen Muskeln infolge einer schmerzbedingten Verspannung oder die Nerven betroffen sein. Als Auslöser kommen Abnutzung der Knorpelschicht (Arthrose), Entzündungen des Gelenks (Arthritis) sowie Entzündungen der Sehnenscheiden oder Schleimbeutel durch Überlastung in Frage. Verbreitetster Grund für Gelenkschmerzen ist die Arthrose, von der häufig die Hüft- und Kniegelenke betroffen sind. Entzündungen und Schmerzen an mehreren Gelenken oder im Bereich von Muskeln und Sehnen sind dagegen typisch für Rheuma. Bei der Gicht kommt es zu einer Ausbildung von Harnsäurekristallen in den Gelenken, die sehr schmerzhafte Entzündungsprozesse auslösen. Zur Vorbeugung und Behandlung ist eine rigorose Umstellung der Ernährung angesagt, d. h. eine Reduzierung von harnsäurebildenden Lebensmitteln (zum Beispiel Innereien, Fleisch, Wurstwaren, Hefeerzeugnisse) und eine vermehrte Zufuhr von basischen, bzw. harnsäurearmen Nahrungsmitteln und Getränken. Wie bereits im Abschnitt »Essig und der Säure-Basen-Haushalt« (Seite 28) ausgeführt, wirkt Apfelessig beim Stoffwechsel basisch und nicht sauer. Zur Vorbeugung von Gelenkerkrankungen empfiehlt sich als Grundgetränk:

▶ 1 TL Honig und 1 TL Apfelessig in $1/8$ l Wasser geben, vor dem Frühstück trinken.

▶ Sehr bewährt hat sich grüner Hafertee, von dem Sie jeden Tag einige Tassen trinken sollten.

▶ In der Regel verschaffen bei akuten Schmerzen kalte, bei chronischen Schmerzen warme Apfelessigwasser-Wickel Linderung. Ob warm oder kalt, ist jedoch davon abhängig, ob der Betroffene besser auf Wärme oder Kälte reagiert.

▶ Essen Sie vor allem bei Rheuma möglichst viel Rohkost.

Grundlegende Umstellung der Ernährung

Zur Vorbeugung Apfelessig-Honig-Trunk vor dem Frühstück

Warme oder kalte Apfelessig-Wickel

Wunden und Verletzungen

Leichte Schnittverletzungen und kleine, oberflächliche Wunden heilen in der Regel ganz von selbst. Hat sich jedoch eine Wunde infiziert, muß zur Behandlung unbedingt der Arzt hinzugezogen werden. Mit der inneren und äußeren Anwendung von Apfelessig läßt sich der Heilungsprozeß unterstützen. Denn er wirkt desinfizierend, schmerzlindernd und fördert die Blutgerinnung. Das gilt auch für die Heilung von Operationswunden.

Apfelessig unterstützt den Heilungsprozeß

▶ Fragen Sie Ihren Arzt um Rat, wenn Sie Apfelessig (vor allem äußerlich) anwenden wollen.
▶ Zur Förderung der Wundheilung nach einer Operation beginnen Sie etwa 1 Monat vor dem geplanten Eingriff vorbeugend mit einer Apfelessig-Trinkkur. Trinken Sie morgens vor dem Frühstück 1 Glas Wasser mit 2 TL Apfelessig.

Trinkkur vor Operation

▶ Soll eine Wunde schneller und besser abheilen, nehmen Sie dreimal täglich den Apfelessig-Honig-Trunk.
▶ Um die Infizierung einer Wunde zu verhindern, tränken Sie einen Wattebausch mit unverdünntem Apfelessig und betupfen Sie damit die Wundfläche vorsichtig mehrmals täglich.

Zerrungen und Prellungen

Auch bei Blutergüssen, Beulen, Verstauchungen und Muskelzerrungen hat sich eine Behandlung mit Apfelessig bewährt. Er verhindert die Ausbreitung des Blutergusses, stoppt entzündliche Prozesse und bringt Schwellungen zum Abklingen. Auch die Schmerzen lassen schneller nach.

Apfelessigauflage läßt Schwellungen und Schmerzen abklingen

▶ Tränken Sie ein Tuch mit unverdünntem Apfelessig und legen es für 5 Minuten auf die verletzte Stelle.

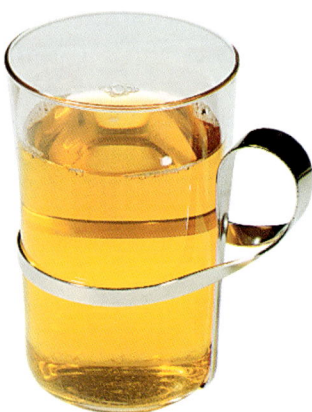

Ohrenschmerzen und Ohrensausen

Bei Entzündungen des Gehörgangs dringen Bakterien durch kleinste Verletzungen in die Haut des Gehörgangs ein. Die Haut schwillt an, der entstehende Druck führt zu starken Schmerzen. Häufig treten Ohrenschmerzen im Zusammenhang mit Infektionen im Nasen-Rachen-Raum auf. Das liegt daran, daß Rachenraum und Mittelohr durch ein Röhrensystem (Eustachische Röhre) verbunden sind. Auf diesem Wege gelangen auch Krankheitskeime ins Mittelohr. Sind die Nasenschleimhäute und die Eustachische Röhre zugeschwollen, staut sich der durch die Infektion gebildete Eiter im Mittelohr, und es kommt zu pochenden Schmerzen. Vor allem Säuglinge und Kleinkinder sind oft von solchen Mittelohrentzündungen betroffen. Apfelessig mit seinen entzündungshemmenden Inhaltsstoffen kann eine medikamentöse Behandlung unterstützen.

Warme Apfelessigauflage und Dampfbad

▶ Bei Mittelohrentzündungen ist eine warme Ohrenauflage (Kompresse) mit unverdünntem Apfelessig hilfreich.

▶ Zusätzliche Linderung verschafft ein Apfelessig-Wasser-Dampfbad (2 Teile erhitztes Wasser und 1 Teil Apfelessig), bei dem der Kopf so gehalten wird, daß der (nicht zu heiße!) Dampf gut in die Ohren strömen kann.

Ohrgeräusche

Klingende, rauschende oder pfeifende Geräusche im Ohr, die gehört werden, ohne daß eine äußere Schallquelle existiert, nennt man Ohrensausen oder Tinnitus. Sie werden entweder laufend oder mit Unterbrechungen wahrgenommen und sind für den Betroffenen überaus lästig. Durchblutungsstörungen sind eine häufige Ursache für Ohrgeräusche. Die innere Anwendung von Apfelessig regt die Durchblutung im Ohr an.

▶ Trinken Sie zu den Mahlzeiten den Apfelessig-Honig-Trunk.

Apfelessig-Honig-Trunk zur besseren Durchblutung

Hauterkrankungen

Die Haut, unser größtes Organ, bildet eine physikalische und zugleich physische Barriere gegen schädliche Einflüsse aus der Umwelt. Bedeutsam ist auch ihre physische und psychische Ausscheidungswirkung. Körperliche und seelische Erkrankungen suchen sich oft ein Ventil über die Haut. Bei Hautveränderungen und Beschwerden sollte dies immer berücksichtigt werden.

Akne

Pickel und Akne gehören zu den häufigsten Hauterkankungen. Sie treten meist bei Jugendlichen während der Pubertät, häufig auch in der Schwangerschaft auf, bedingt durch hormonelle Veränderungen, die eine vermehrte Talgproduktion auslösen. Die Inhaltsstoffe des Apfelessigs wirken hautreinigend und entzündungshemmend. Eine Kombination aus innerer und äußerer Anwendung reinigt und beruhigt die Haut.

▶ Trinken Sie vor jeder Mahlzeit 1 Glas Wasser mit 2 TL Apfelessig.

Apfelessig innerlich und äußerlich angewendet wirkt hautreinigend und -beruhigend

▶ Machen Sie Gesichtsdampfbäder: 1 l kochendes Wasser mit 4 EL Apfelessig und Kamillenblüten in eine Schüssel füllen. Halten Sie etwa 10 Minuten lang das Gesicht (nicht zu nah!) über den aufsteigenden Dampf und bedecken den Kopf mit einem Handtuch.

Hautentzündungen

Hautentzündungen können durch Bakterien und Viren verursacht werden. Bakterien siedeln sich zum Beispiel auf Wunden an und lösen eitrige

Gesichtsdampfbad bei Hautentzündungen

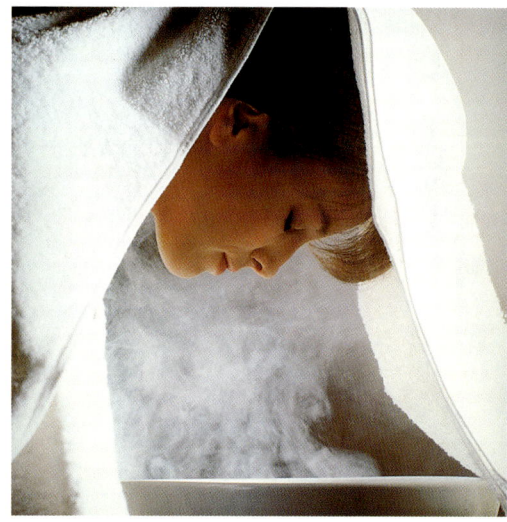

Hauterkrankungen

Entzündungen aus. Oder sie dringen in den Ansatz einzelner Haarfollikel ein. Entsteht dort ein Eiterpropf, spricht man von einem Furunkel. Bei einem Karbunkel sind mehrere nebeneinander liegende Haarfollikel entzündet. Fließen diese zusammen und bilden eine eitergefüllte Höhle, entsteht ein Abszeß.

▶ Trinken Sie zu den Mahlzeiten das Grundgetränk (2 TL Apfelessig in 1 Glas Wasser).

▶ Übergießen Sie Kamillenblüten mit reinem Apfelessig, lassen ihn eine Woche ziehen und füllen die Lösung in eine Flasche ab. Betupfen Sie die entzündeten Hautstellen mehrmals täglich mit der Lösung.

▶ Legen Sie Kompressen mit Apfelessig und Mais- oder Kartoffelmehl auf.

Eine durch Viren hervorgerufene Infektion der Haut (zum Beispiel Herpes und Gürtelrose) äußert sich in Bläschen, heftigem Juckreiz, Rötung und starken Schmerzen.

▶ Trinken Sie zu den Mahlzeiten den Apfelessig-Honig-Trunk.

▶ Betupfen Sie die befallenen Hautstellen mit unverdünntem Apfelessig oder legen Sie Kompressen mit Apfelessig und Mais- oder Kartoffelmehl auf.

Sonnenbrand

Typisch bei einem Sonnenbrand ist die scharfe Begrenzung verbrannter Hautstellen zu den durch Kleidung geschützten Hautpartien. Eine lokal schmerzhafte Rötung der Haut, die später meist in eine Bräunung übergeht, entspricht einer Verbrennung ersten Grades. Wenn sich Blasen und offene, rote Wundflächen bilden, handelt es sich um eine Verbrennung zweiten Grades. Bei leichten Fällen von Sonnenbrand hat sich die äußere Anwendung von Apfelessig sehr gut bewährt. Er wirkt beruhigend und kühlend auf die gerötete und schmerzhaft gespannte Haut und verhindert, daß sie sich entzündet.

▶ Tragen Sie vorsichtig unverdünnten Apfelessig auf die geröteten Hautpartien auf.

▶ Nehmen Sie ein kühles Vollbad, dem Sie 3 EL Apfelessig zugesetzt haben.

Apfelessig-Kamillen-lösung und Kompressen bei Abszessen

Bei leichtem Sonnenbrand Apfelessig unverdünnt auftragen

Apfelessig-Hausapotheke von A–Z

Beschwerden	Anwendung
Aufstoßen	1 Glas Wasser mit 2 TL Apfelessig zu den Mahlzeiten
Augenbeschwerden	Papiertuch in $1/2$ Glas Wasser mit 1 EL Apfelessig tauchen und vorsichtig vom äußeren Augenwinkel aus zur Nase hin über die geschlossenen Augenlider reiben
Ausschlag	Betroffene Hautstellen mit verdünntem Apfelessig (1:1) betupfen. Apfelessig-Honig-Trunk jeweils zu den Mahlzeiten
Blaue Flecken	5 EL Apfelessig und 1 TL Salz erhitzen, Watte mit der Lösung tränken und blauen Fleck betupfen
Erschöpfung	4–6wöchige Regenerationskur mit Apfelessig-Honig-Trunk dreimal täglich. Zusätzlich äußerliche Anwendung: Lösung aus $1/2$ Glas warmem Wasser mit 1 TL Apfelessig, damit den Körper einreiben, nicht abtrocknen
Fußpilz	Betroffene Stellen bis der Pilz verschwunden ist (mindestens 6 Wochen lang) mehrmals täglich mit unverdünntem Apfelessig oder mit einer Apfelessig-Knoblauchsaft-Mischung (1:1) einreiben
Heuschnupfen	Morgens vor dem Frühstück und abends vor dem Schlafengehen 1 Glas Apfelessig-Honig-Trunk, 2 Wochen vor der spezifischen Pollenflugzeit beginnen und während der gesamten Heuschnupfenphase beibehalten
Hexenschuß	Leinentuch mit verdünntem Apfelessig (1:1) tränken, auf die Schmerzstelle legen und mit einem Wolltuch festbinden. Wickel mehrmals erneuern. Warmes Vollbad mit $1/2$ Tasse Apfelessig. Massagen mit unverdünntem Apfelessig
Hühneraugen	Hühnerauge 15 Minuten in einem Fußbad aufweichen, anschließend unverdünnten Apfelessig auftragen und ebenfalls 15 Minuten einwirken lassen

Apfelessig-Hausapotheke von A–Z

Beschwerden	Anwendung
Hustenreiz	Bei einem Hustenanfall 1 Glas Wasser mit 2 TL Apfelessig trinken
Insektenstich	Stichstelle mit unverdünntem Apfelessig betupfen. Zur Insektenabwehr unbedeckte Hautpartien mit verdünntem Apfelessig (1:1) einreiben
Juckreiz	Apfelessig-Maismehl-Packungen auf juckende Stellen legen. Sind größere Hautflächen betroffen, warme Vollbäder mit 2 bis 3 Tassen Apfelessig
Kopfschmerzen, Migräne	Offenen Rand einer Papiertüte in Apfelessig tauchen, Tüte auf den Kopf setzen und mit einem Tuch festbinden. Etwa 15 Minuten aufbehalten
Nasenbluten	Wattebausch mit unverdünntem Apfelessig tränken und in die Nasenhöhle stecken. Spülungen beider Nasenlöcher mit verdünntem Apfelessig (1:1)
Schlafstörungen	3 TL Apfelessig mit einer Tasse Honig mischen, gut verrühren. Vor dem Schlafengehen 2 TL davon einnehmen
Schluckauf	1 TL Apfelessig einnehmen oder auf 1 Stück Würfelzucker geben, langsam im Mund zergehen lassen
Sodbrennen	Zu den Mahlzeiten $1/2$ Glas Wasser mit 1 TL Apfelessig trinken
Sonnenbrand	Gerötete Hautpartien vorsichtig mit unverdünntem Apfelessig betupfen. Verdünnten Apfelessig (1:1) in einen Zerstäuber füllen und Haut besprühen
Warzen	Warze 15 Minuten in Wasser baden und aufweichen, dann mit unverdünntem Apfelessig einreiben
Zahnfleischentzündung	Mundspülung mit $1/2$ Glas Wasser mit 1 TL Apfelessig; Zahnfleisch mit unverdünntem Apfelessig betupfen

Entschlackung mit Apfelessig

Eine besondere Form des Fastens

Der Apfelessig eignet sich aufgrund seiner vielfältigen Wirkungen auf die »Reinigungs-« bzw. Ausscheidungsorgane des Körpers (Darm, Haut und Nieren) hervorragend für eine Entgiftungs- und Entschlackungskur. In der Naturheilkunde versteht man darunter eine besondere Form des Fastens über einen Zeitraum von mindestens einer Woche. Fasten heißt in diesem Fall nicht hungern und schon gar nicht Durst erleiden! Durch das Trinken von Mineralwasser, Apfelessig, Säften sowie Tees wird der Körper befreit von belastenden und krankmachenden Stoffen, die sich über eine längere Zeit angesammelt haben. Zusätzlich steigern äußere Anwendungen mit Apfelessig den Reinigungseffekt und das Wohlbefinden.

Viel trinken befreit den Körper von krankmachenden Stoffen

Fit mit der 7-Tage-Apfelessig-Kur

Die günstigen Wirkungen sind bereits mit einer 7tägigen Kur zu erreichen. Diese besteht aus einem Entlastungstag, den fünf Kurtagen und einem Aufbautag mit Fastenbrechen. Grundregeln und Vorschläge der 7-Tage-Apfelessig-Kur erhalten Sie auf den nächsten Seiten.

Neue Energie durch Fasten

Viele Menschen fühlen sich nach einer Fastenkur wie neugeboren. Die Lebensenergie beginnt wieder ungehemmt zu fließen, der Organismus wird – wie es in der Fachsprache heißt – umgestimmt, chronische, krankmachende Prozesse werden gestoppt und Heilungsprozesse angeregt. Daher ist das

Neue Energie durch die 7-Tage-Apfelessigkur

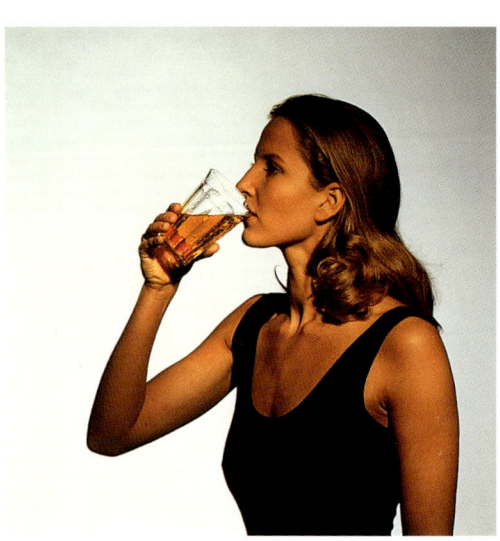

PRAXIS

Die 3 Phasen

Fasten – ein bewährtes Vorbeugungs- und Heilmittel

Fasten nicht nur für gesunde Menschen empfehlenswert, es ist auch ein uraltes und bewährtes Vorbeugungs- und Heilverfahren bei zahlreichen Krankheiten.
Eine Fastenkur beeinflußt Körper, Seele und Geist gleichermaßen. Sie geht häufig einher mit einer euphorischen Stimmung und dem Gefühl, Bäume ausreißen zu können. Obwohl keine feste Nahrung aufgenommen wird, erbringen Fastende erstaunliche sportliche und geistige Leistungen. Auch die sinnliche Wahrnehmung, zum Beispiel von Farben und Formen, wird geschärft. Alle diese positiven Effekte treten allerdings nur dann auf, wenn in der richtige Weise gefastet wird!

Die 3 Phasen

Erfolg nur bei Einhaltung der Grundregeln

Es ist unbedingt notwendig, über die Grundregeln des Fastens Bescheid zu wissen, um Fastenkrisen zu vermeiden und den Körper nicht zu überfordern. Vor allem die Einhaltung der 3 Phasen einer Entschlakkungskur ist für den Erfolg entscheidend.

● Wie bei einer Reise in ein fremdes Land mit einem ungewohnten Klima brauchen Sie Zeit, um sich zu akklimatisieren. Geben Sie Ihrem Körper und Ihrer Seele daher ein oder zwei Tage Zeit, sich auf das Fasten einzustimmen. Wie Sie die Entlastungs-, die Fasten- und Aufbautage im einzelnen gestalten können, lesen Sie in der Praxisanleitung zum Fasten (Seite 59).

● Während der Fastenkur wird Ihr Körper langsam auf den Fastenstoffwechsel »umgeschaltet«. Keine Angst: Jeder Mensch hat von Natur aus die Fähigkeit zu fasten. Wenn Sie die Grundregeln beachten, werden Sie sehr gute Erfahrungen machen. Ganz wichtig ist am Anfang und auch während des Fastens die Darmreinigung. Ohne eine gründliche Darmreinigung gefährden Sie den Erfolg der Kur!

● Nach einer Fastenkur braucht Ihr Körper Zeit, um sich wieder an die normale Nahrungsaufnahme zu gewöhnen. Mit einer leichten Aufbaukost gibt es keine Probleme bei der Umstellung.

Entlastungstag – Fastenkur – Aufbautage

Entlastungstag

Die Kost während des Entlastungstages vor dem Fasten und der Aufbautage nach dem Fasten sollte möglichst leicht und vollwertig sein. Die Gestal-

Entschlackung mit Apfelessig

Lebensmittel aus biologischem Landbau

tung läßt viel Raum für Ihre Vorlieben und Ihren persönlichen Geschmack. Kaufen Sie zunächst alle »Über«lebensmittel (siehe Liste unten) für die nächsten Tage ein, um unnötigen Einkaufsstreß zu vermeiden. Verwenden Sie möglichst Produkte aus biologischem Landbau, um die Belastung mit Schadstoffen und Rückständen so gering wie möglich zu halten!
Sprechen Sie mit Menschen, die bereits Fastenerfahrung haben über deren Erlebnisse und Eindrücke. Verabschieden Sie sich von liebgewordenen Genußmitteln wie Zigaretten, Alkohol und Kaffee, auch wenn es Ihnen schwerfällt. Der Körper reagiert während der Fastenzeit überaus sensibel auf die Reizstoffe dieser Produkte.

Auf Genußmittel verzichten

Vorschlag Entlastungstag

Frühstück

Grundgetränk (1 Glas stilles Mineralwasser mit 2 TL Apfelessig und 1 bis 2 TL Honig) Frischobst nach Wahl oder ein Birchermüsli.
Für das Müsli benötigen Sie:
1 Becher Joghurt, etwas Milch
1 Apfel (geschält, gerieben oder kleingeschnitten)
2 TL kernige Haferflocken
1 TL geriebene Nüsse
1 TL Honig oder eingeweichte Rosinen
1 TL Zitronensaft

Einkaufsliste

Frischobst und -gemüse:
Äpfel, Bananen, Birnen, Zitronen und Früchte der Saison; 500 g Möhren, 500 g Tomaten, 1 Gurke, 1 Kohlrabi, 1 kg Kartoffeln
1 l frische Vollmilch,
250 g Speisequark mager,
1 Paket kernige Haferflocken,
250 g Haselnüsse, 250 g Leinsamen, 250 g Rosinen, 1 Glas Honig (flüssig), 2 Flaschen Apfelessig, 1 Kasten stilles Mineralwasser

Kräutertees: Kamille, Rosmarin, Melisse; bei Neigung zu niedrigem Blutdruck Ginsengtee, bei Venenproblemen Buchweizenkrauttee, Schwarztee oder grünen Tee
3 Flaschen Obstsaft, 3 Flaschen Gemüsecocktail ohne Salzzusatz, 1 Flasche Sauerkrautsaft, Gemüsebrühe aus dem Reformhaus
40 g Glaubersalz (Apotheke)
Einlaufgerät oder Klistier (Apotheke)

PRAXIS
Die Fastenkur

Mittagessen
Grundgetränk
Rohkost mit Tomaten, Möhren, Kohlrabi
Pellkartoffeln mit Kräuterquark (Magerstufe, selbst angemacht mit etwas Sonnenblumenöl, Zwiebeln, Knoblauch, Schnittlauch oder Dill)

Zwischenmahlzeit am Nachmittag
1 Apfel und einige Nüsse

Abendessen
Grundgetränk
Obst oder Obstsalat mit Leinsamen
1 Joghurt
1 Knäckebrot mit Frischkäse oder Kräuterquark

oder eine Meditation werden besonders intensiv erlebt. Nehmen Sie sich dafür jeden Tag etwas Zeit. Eine ruhige Atmosphäre mit Kerzenlicht oder einer Duftlampe hilft, sich auf die Begegnung mit dem eigenen Selbst einzustimmen.

Entspannungsübungen

Darmreinigung

Mit der gründlichen Darmreinigung am Morgen des ersten Fastentages beginnt das Fasten. Sehr bewährt ist das »Glaubern«, die Anregung der Darmentleerung durch Glaubersalz.
▶ Dazu geben Sie 30 g Glaubersalz auf $1/2$ l Wasser (Übergewichtige und Menschen mit Verstopfung 40 g auf $3/4$ l Wasser) und trinken die Lösung

Glaubern – ein bewährtes Mittel zur Darmreinigung

Die Fastenkur

Während einer Fastenkur kommen Sie stark mit Ihrer »Innenwelt« in Kontakt.

Außenreize stark einschränken
● Außenreize wie Radio, Fernsehen, Computer und hektische Betriebsamkeit in der Umgebung sollten Sie auf das absolut notwendige Maß beschränken.
● Während des Fastens ist erfahrungsgemäß die Offenheit für geistige und spirituelle Aspekte des Lebens sehr groß. Übungen zur Entspannung

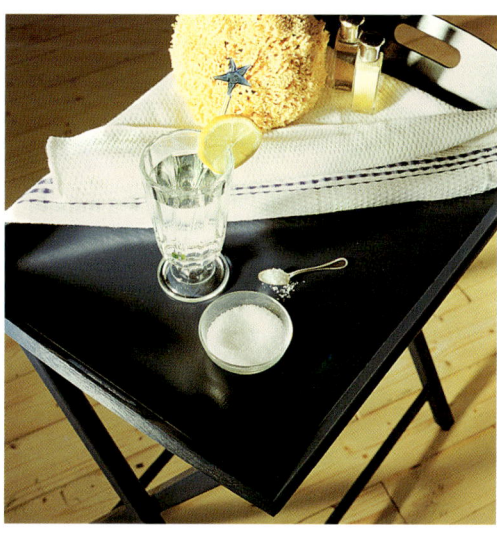

Entschlackung mit Apfelessig

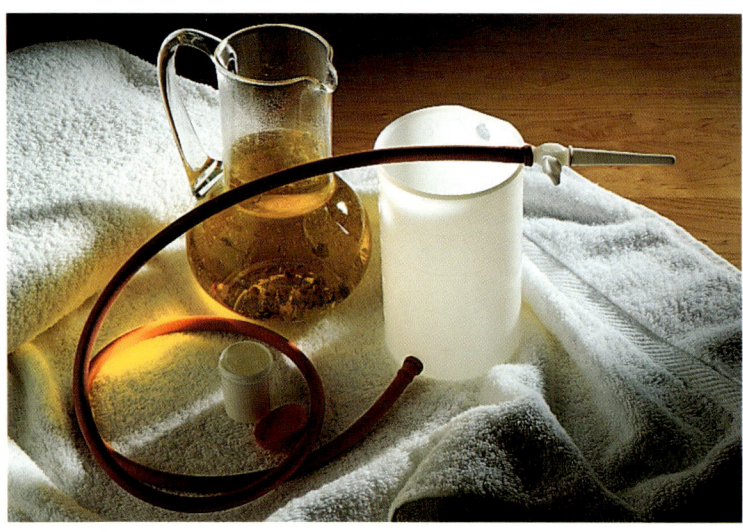

innerhalb von 15 Minuten. Im Verlauf von 1 bis 3 Stunden erfolgen mehrere durchfallartige Darmentleerungen.

Zitronensaft und Pfefferminztee
▶ Ein wenig Zitronensaft in der Glaubersalzlösung sowie das zwischenzeitige Trinken von Pfefferminztee mildern den Salzgeschmack etwas ab.

▶ Wer keine Probleme mit dem Stuhlgang hat, kann zur Darmentleerung auch 1 Glas Sauerkrautsaft oder Molke trinken.

Einlauf richtig gemacht

Jeden zweiten Tag ein Einlauf
Während des Fastens braucht der Darm jeden zweiten Tag eine Spülung. Besonders zu empfehlen ist der Einlauf, der zunächst viele Menschen abschreckt. Er ist jedoch ein schonendes und darmpflegendes Verfahren und trägt wesentlich zum Wohlbefinden des Fastenden bei. Besonders bei Fastenkrisen mit Kopf- oder Gliederschmerzen hilft der Einlauf zuverlässig. Nur wer auf keinen Fall einen Einlauf vornehmen will, kann als Alternative Bittersalz (morgens 2 TL auf 1 Glas warmes Wasser) trinken.

▶ Klistierbehälter im Badezimmer mit körperwarmem Wasser füllen.

▶ Probelauf in die Toilette oder ins Waschbecken, bis keine Luftblasen mehr im Schlauch sind.

▶ Schlauch abklemmen, knicken oder, falls vorhanden, Hahn am Behälter schließen.

▶ Darmrohr am Schlauchende

Der Einlauf trägt zum Wohlbefinden des Fastenden bei

Die Fastenkur

mit etwas Creme einfetten. Gefüllten Einlaufbehälter an die Türklinke hängen.

▶ Mit den Knien und Ellbogen auf dem Boden abstützen und das Darmrohr so tief wie möglich in den After einführen. Während das Wasser langsam einläuft, unverkrampft knien und ruhig weiteratmen.

▶ Nach 2 bis 5 Minuten schießen Wasser und Darminhalt heraus.

Trinken

Fastengetränke liefern Vitamine und Mineralien, alkalische und leicht aufschließbare Kohlenhydrate, die die Fastenacidose (-übersäuerung) ausschließen. Die folgende »Mahlzeitenroutine« an den fünf Fastentagen hat sich bewährt und läßt Sie nicht aus dem Rhythmus kommen. Nehmen Sie die Fastengetränke zu den von Ihnen jeweils bevorzugten Tageszeiten ein und lassen Sie sich Zeit dafür.

Zeit nehmen für die Fastengetränke

Morgens
Grundgetränk; anschließend 2 Tassen Kräutertee nach Wahl
Buchweizenkraut: gut für die Blutgefäße
Ginseng: bei niedrigem Blutdruck
Kamille: für Magenempfindliche
Melisse: wirkt beruhigend
Rosmarin: wirkt kreislaufanregend

Zwischendurch
Reichlich stilles Mineralwasser, gelegentlich eine Zitronenscheibe auslutschen

Mittags
Grundgetränk; anschließend $1/4$ l Gemüsebrühe nach Geschmack (zum Beispiel Karotten, Sellerie, Lauch, Tomaten) zubereiten. Gemüse 10 bis 20 Minuten garkochen, abseihen und Gewürze und/oder Kräuter (Muskatnuß, Knoblauch, Kümmel, Majoran, Petersilie) und Haferflocken hinzugeben.

Nachmittags
2 Tassen Früchtetee nach Wahl, zum Beispiel Hagebutte, mit Zitrone und/oder $1/2$ TL Honig

Abends
Grundgetränk; anschließend $1/4$ l Obstsaft nach Wahl mit Mineralwasser verdünnt oder Gemüsebrühe bzw. -saft

Äußerliche Entgiftung

Für das Wohlbefinden und zur Pflege der Haut massieren Sie morgens nach dem Duschen oder noch besser nach Kneipp-

Kräutertee nach Wahl

Massage mit Apfelessig entgiftet äußerlich und trägt zum Wohlbefinden bei

Entschlackung mit Apfelessig

Bitte beachten Sie

- Trinken Sie alle Fastengetränke langsam und schluckweise. Dadurch wärmen und verdauen Sie die Getränke vor und schonen Magen und Darm. Zudem ist die Ausnutzung der Vitamine und Mineralstoffe wesentlich besser!
- Trinken Sie eher zuviel als zu wenig. Einer der wichtigsten Effekte einer Fastenkur ist die Entgiftung, und zur Ausscheidung der Giftstoffe brauchen Sie sehr viel Flüssigkeit!
- Die Obst- und Gemüsesäfte sollten immer verdünnt werden. Magen- und Darmempfindliche können zur Bindung der Fruchtsäuren jeweils 1 TL Leinsamen auf ein Glas geben.

Eher zuviel als zu wenig trinken

schen Güssen verdünnten Apfelessig ein.

▶ Füllen Sie dazu Ihr Handwaschbecken mit warmem Wasser und geben Sie 1 Tasse Apfelessig hinzu.

▶ Massieren Sie Ihren ganzen Körper mit dem Apfelessigwasser. Reiben Sie es nicht mit einem Handtuch ab, sondern lassen Sie es in die Haut einziehen.

Apfelessigwasser in die Haut einziehen lassen

Fastenbrechen und Aufbautage

Ebenso wichtig wie die Vorbereitung und die Durchführung der Fastenkur ist das richtige Fastenbrechen sowie die entsprechend schonende Aufbaukost. Die Umstellung vom Essen zum Fasten geschieht meist schneller als die Umschaltung vom Fasten zum Essen. Der Aufbau benötigt daher ebensoviel Aufmerksamkeit und Zeit wie das Fasten selbst.

▶ Drei Aufbautage sollten Sie Ihrem Körper gönnen, um ihn wieder an feste Nahrung zu gewöhnen.

▶ Besonders wichtig für Umstellung auf feste Nahrung ist der erste Aufbautag mit dem Fastenbrechen. Einen Vorschlag mit genauen Rezepten für diesen Tag finden Sie auf der nächsten Seite.

▶ Die Nahrung an den zwei folgenden Aufbautagen muß wie am Entlastungstag leicht bekömmlich und vollwertig sein. Sie sollte hauptsächlich aus Rohkost, Obst, gedünstetem Gemüse und Vollkornprodukten bestehen.

▶ Essen Sie jeden Tag mengenmäßig ein wenig mehr, um Magen und Darm wieder zu

Richtiges Fastenbrechen, schonender Aufbau

Nahrungsmengen langsam steigern

Fastenbrechen und Aufbautag

Schlechte Gewohnheiten ablegen

trainieren. Jetzt ist auch eine gute Gelegenheit, falsche Eß- und Trinkgewohnheiten über Bord zu werfen.

Vorschlag Aufbautag

Im folgenden erhalten Sie einen Vorschlag, wie Sie den ersten Aufbautag mit Fastenbrechen gestalten können.

Morgens
Grundgetränk (1 Glas stilles Mineralwasser mit 2 TL Apfelessig und 1 bis 2 TL Honig), 1 Tasse schwarzen oder grünen Tee oder Kräutertee nach Wahl.

Vormittags
Fastenbrechen: 1 reifer Apfel, roh oder gedünstet. Das Fastenbrechen ist ein »feierlicher« Augenblick, da Sie nach einer relativ langen Fastenzeit erstmals wieder feste Nahrung zu sich nehmen. Das bewußte Genießen des Apfels in einer entspannten Atmosphäre beendet das eigentliche Fasten und ist der Beginn der Aufbauzeit.

Erste feste Nahrung bewußt und entspannt genießen

Mittags
1 Teller Kartoffel-Gemüsesuppe (Zutaten für 1 Portion: 1 Kartoffel, Suppengemüse, $1/2$ TL Haferflocken, 1 TL gekörnte Gemüsebrühe, 1 TL gehackte Petersilie, Muskatnuß und Majoran).

Geschälte Kartoffeln und Gemüse waschen und in feine Scheiben schneiden. $1/4$ l Wasser mit der Gemüsebrühe zum Kochen bringen, Kartoffel und Gemüse darin 15 bis 20 Minuten garkochen. Die Suppe mit den Haferflocken und den Gewürzen abschmecken; eventuell pürieren, dann noch etwas heißes Wasser zufügen. Mit Petersilie bestreuen.

Nachmittags
Kräuter- oder Früchtetee, 1 Scheibe Knäckebrot mit Frischkäse.

Abends
Möhrencremesuppe mit 1 Scheibe Vollkorntoast (Zutaten: 2 bis 3 mittelgroße Möhren, 1 kleine Zwiebel, 1 Tasse Gemüsebrühe, 1 EL Zitronensaft, Salz, Pfeffer, 4 bis 5 EL flüssige Sahne, Mandelblättchen).
Möhren waschen, schälen und in Scheiben schneiden ($1/2$ Möhre im Stück lassen). Mit der zerkleinerten Zwiebel in der Gemüsebrühe etwa 20 Minuten kochen. Zitronensaft, Salz, Pfeffer und Sahne zugeben, erneut aufkochen. Anschließend im Mixer oder mit dem Pürierstab pürieren. Nochmals erwärmen und mit leicht angerösteten Mandelblättchen bestreuen. Die halbe Möhre grob raspeln und ebenfalls darüberstreuen.

Aufbaumahlzeiten mit Liebe und Sorgfalt zubereiten

Körperpflege mit Apfelessig

Seit altersher spielt Essig bei der Herstellung von Pflegemitteln für den Körper eine große Rolle. Besonders der an Mineralstoffen reiche Apfelessig eignet sich hervorragend als natürliches Schönheitsmittel – sowohl durch innerliche als auch durch vielfältige äußerliche Anwendung. Denn er fördert die Durchblutung, regt die Funktionen der Haut an und verleiht ihr so ein frisches und gesundes Aussehen.

Ein natürliches Schönheitsmittel

Schönheit, die von innen kommt

Glatte, frische Haut und glänzende Haare – wer wünscht sich das nicht! In der Jugend ist Schönheit ein Geschenk der Natur. Im Laufe der Jahre jedoch müssen ihre Attribute sorgfältig gepflegt werden. Die Pflege und Erhaltung einer natürlichen Schönheit darf allerdings nicht nur von außen, sie muß auch von innen erfolgen. Eine gesunde, an Vitaminen, Mineral- und Ballaststoffen reiche Ernährung trägt hierzu ganz entscheidend bei.

Eine gesunde und ausgewogene Ernährung sorgt für Schönheit von innen

Viel Bewegung und ausreichend Schlaf tun ein übriges. Die innerliche Anwendung von Apfelessig strafft die Haut und kräftigt die Haare.

▶ Trinken Sie zur Anregung des Stoffwechsels morgens auf nüchternen Magen 1 Glas Apfelessig-Honig-Trunk.

Apfelessig-Honig-Trunk zur Anregung des Stoffwechsels

Apfelessig und der Säureschutzmantel

Bei der Pflege des ganzen Körpers geht es in erster Linie um die Haut. Durch den Säureschutzmantel wird die Haut vor der Einwirkung von Mikroorganismen und schädlichen Umwelteinflüssen geschützt. Aufgrund seines leicht sauren pH-Werts (Säuregrad), der ziemlich genau dem pH-Wert unserer Haut entspricht, eignet sich Apfelessig sehr gut für die äußerliche Anwendung.

Bäder

Das Vollbad dient heute weniger der Reinigung als vielmehr der Pflege von Leib und Seele. Man entspannt sich, schließt die Augen und gibt sich der

PRAXIS
Schönheit, die von innen kommt

wohligen Wärme hin. Der Zusatz von Apfelessig in Teil- oder Vollbäder ist eine einfache und sehr wirksame Pflegemaßnahme für die Haut. Neben der fördernden Wirkung auf den Säureschutzmantel wird auch die Regenerierung der Haut angeregt.

▶ Die Temperatur des Badewassers sollte nicht zu heiß sein. Baden Sie nur so lange, wie es für Sie angenehm ist.

▶ Für ein Vollbad geben Sie 1 bis 2 Tassen Apfelessig zu und baden 15 Minuten lang.

▶ Sie können auch zusätzlich Heilpflanzenextrakte verwenden. Zur Entspannung eignen sich Melisse, Lavendel und Hopfen, anregend wirkt Rosmarin.

Ein Apfelessigbad fördert den Säureschutzmantel, regeneriert die Haut und entspannt

Massagen

Nach dem Baden oder Duschen empfiehlt sich einmal wöchentlich eine hautpflegende Massage.

▶ Füllen Sie Ihr Waschbecken mit warmem Wasser und geben 1 Tasse Apfelessig hinzu.

▶ Massieren Sie den ganzen Körper mit dem Apfelessigwasser, bis es in die Haut eingezogen ist, nicht abtrocknen.

Eine Massage zur Hautpflege

Gesichtspflege

Auf das Allernotwendigste reduziert sind für die Gesichtpflege nur zwei Präparate erforderlich: ein mildes Reinigungsmittel

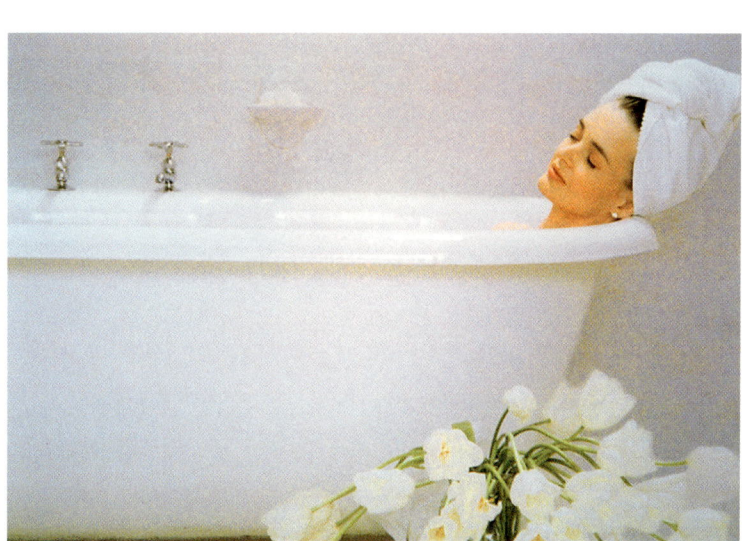

Körperpflege mit Apfelessig

und ein Pflegepräparat. Bei speziellen Hautproblemen, zum Beispiel trockener Haut, fetter bzw. unreiner Haut und für die alternde Haut sind entsprechende Pflegemittel nötig.

Reinigung

Die Gesichtshaut ist schädlichen Umwelteinflüssen in ganz besonderem Maße ausgesetzt. Sie muß nicht nur von Unreinheiten, sondern auch von Stoffwechselabbauprodukten, abgestorbenen Oberhautzellen und Make-up-Resten befreit werden. Die Reinigung sollte gründlich aber auch schonend durch eine neutrale und milde Seife, Reinigungsmilch oder -creme erfolgen.

Peeling zur Hautverjüngung

Zur Verjüngung der Haut empfiehlt sich ein Peeling nach folgender Anleitung:

▶ Waschen Sie das Gesicht gründlich mit warmem Wasser ohne Seife.

▶ Legen Sie ein feuchtwarmes Frotteehandtuch einige Minuten auf die Haut.

▶ Anschließend legen Sie ein mit kaltem Apfelessig-Wasser (3 EL Apfelessig, 1 Tasse Wasser) getränktes Leinentuch auf das Gesicht, decken es mit dem feuchtwarmen Frotteehandtuch ab und lassen beide Tücher 5 Minuten auf dem Gesicht.

▶ Waschen Sie anschließend das Gesicht mit warmem Wasser ab und rubbeln es mit einem feuchten Handtuch ab, um den Schäleffekt zu erreichen.

▶ Erfrischen Sie danach die Haut mit einer Apfelessig-Lotion.

Aromatische Lotion

2 EL getrocknete Rosmarinblätter
2 EL getrockneter Salbei
2 EL getrocknete Lavendelblätter
1 TL ganze Gewürznelken
$1/2$ l Apfelessig
$1/4$ Rosenwasser

▶ Schichten Sie alle Gewürzkräuter in einer Karaffe übereinander, übergießen sie mit Apfelessig und lassen sie luftdicht verschlossen an einem hellen Ort 2 Wochen ausziehen. Filtern Sie danach die Kräuter ab und geben Rosenwasser hinzu.

Apfelessig-Rosen-Lotion

25 duftende, rote und rosa Rosenblätter
$1/8$ l Apfelessig
$1/8$ l destilliertes Wasser

▶ Füllen Sie die Rosenblätter in eine bauchige Karaffe. Erwärmen Sie den Apfelessig und das Wasser, gießen beides über die Blätter und verschließen die Karaffe luftdicht. Lassen Sie die Rosenblätter an einem dunklen Ort etwa 2 Wochen ausziehen,

Lotionen erfrischen die Haut

PRAXIS
Gesichtspflege

filtern sie dann ab und quetschen sie aus. Geben Sie den Extrakt zum Apfelessigwasser hinzu.

Pflege

Pflegepräparate schützen die Haut und führen ihr Feuchtigkeit zu. Welches Präparat verwendet wird, richtet sich nach dem Hauttyp. Apfelessig regt die Durchblutung an und ist deshalb ein sehr guter Zusatz für Cremes und Masken, die die Haut klären und glätten sollen.

Apfelessigcreme und -maske glätten die Haut

Joghurt-Apfelessig-Creme
3 EL Naturjoghurt
1 Eigelb
1 EL Sahne
1 EL Honig
1 TL Apfelessig
1 TL Tomatensaft
▶ Vermischen Sie Joghurt, Sahne und Eigelb mit dem Apfelessig und Tomatensaft. Fügen Sie erwärmten, flüssigen Honig hinzu und verrühren Sie die Mischung zu einem glatten Brei.
▶ Tragen Sie die Creme nachts auf.

Apfelessig-Erdbeer-Maske
3 große Erdbeeren
$1/4$ Tasse Apfelessig
▶ Pürieren Sie die Erdbeeren mit dem Apfelessig, lassen die Masse etwa 3 Stunden ziehen und passieren sie durch ein Tuch.
▶ Tragen Sie die abgeseihte Flüssigkeit auf das Gesicht auf, lassen sie über Nacht einwirken und waschen sie am Morgen ab.

Apfelessig-Avocado-Maske
3 EL zerdrücktes Avocado-Fruchtfleisch
3 TL Honig
2 EL Apfelessig
2 TL Weizenkleie
▶ Vermischen Sie Fruchtfleisch, Honig, Apfelessig und verdicken Sie die Masse mit der Weizenkleie.
▶ Streichen Sie den Brei auf die Haut und lassen ihn 30 Minuten einwirken.

Über Nacht einwirken lassen

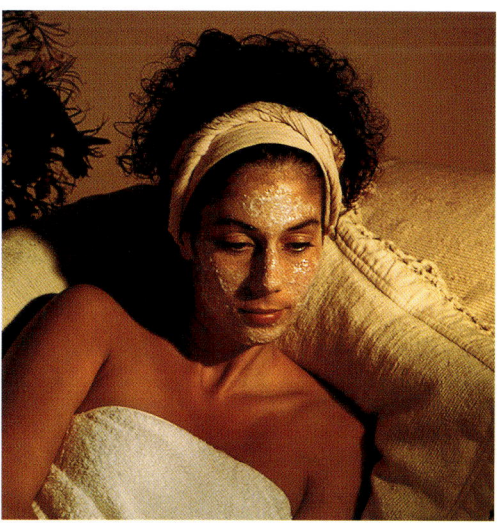

Haarpflege

Auch die Haare müssen »gesund ernährt« werden

Schönes Haar ist ein natürlicher Schmuck, den wir uns bei richtiger Pflege bis ins Alter erhalten können. Doch nicht nur von der richtigen Pflege, sondern auch von einer ausreichenden Versorgung des Organismus mit Vitaminen und Mineralstoffen ist die Schönheit der Haare abhängig. Scharfe Pflegepräparate, chemische Eingriffe und die tägliche Einwirkung von Sonne und Wind können das Haar schädigen. Richtige Haarpflege verlangt also mehr, als die Haare nur zu waschen und zu kämmen.

Neben gesunder Ernährung ist auch wichtig, daß die Haare und vor allem die Kopfhaut ausreichend Licht und Luft bekommen. Denn wie die übrige Haut des Körpers hängt auch die Gesundheit der Kopfhaut unter anderem davon ab, ob sie frei atmen kann und ihr Stoffwechsel durch Licht angeregt wird. Mit Apfelessig lassen sich viele Haarpflegemittel ersetzen. Spülungen mit Apfelessig wirken bei nahezu allen Haarproblemen hilfreich. Manche Naturkosmetikhersteller bieten fertige Apfelessigspülungen an.

Ein Allround-Haarpflegemittel

Für richtige Haarpflege ist auch von Bedeutung, ob Sie kräftiges oder eher feines Haar haben. Bei den empfohlenen Anwendungen ist deshalb der jeweils geeignete Haartyp angegeben.

Blondes Haar
Abkochung aus Kamillenblüten (20 g/l)
1 l Apfelessig
▶ Kamillenextrakt und Apfelessig mischen. Mit $1/4$ l der Lösung nach der Haarwäsche spülen.

Haarpflege

Dunkles Haar
2 TL Rosenwasser
2 EL Apfelessig
2 Eier
▶ Aus den Zutaten ein Shampoo mischen, in die Haare einmassieren und einige Minuten einwirken lassen.

Für glänzendes Haar
30 g Brennesselkraut
$1/2$ l Wasser
$1/4$ l Apfelessig
▶ Brennesselkraut abkochen, Flüssigkeit abseihen und mit Apfelessig vermischen. Nach der Haarwäsche mit der Lösung spülen.

Für kräftiges Haar
10 g Birkenblätter
10 g Lavendelblüten
1 l Apfelessig
▶ Birkenblätter und Lavendelblüten in eine Karaffe schichten, mit Apfelessig übergießen und luftdicht verschlossen 1 Woche ziehen lassen. Lösung nach der Wäsche in die Kopfhaut einmassieren, nicht nachspülen.

Apfelessigspülungen festigen das Haar und lassen es glänzen

Bei Naturkrause
▶ Spülung mit warmem, verdünntem Apfelessig (1:4) nach der Haarwäsche.

Für graues Haar
▶ Waschungen mit warmem, verdünntem Apfelessig ($1/3$ Apfelessig auf $2/3$ Wasser), nicht nachspülen.

Bei dünnem Haar
▶ Apfelessig-Trinkkur (1 TL Apfelessig auf 1 Glas Wasser) zwischen den Mahlzeiten.

Zur Haarfestigung
1 EL Honig
250 ml destilliertes Wasser
1 TL Apfelessig
▶ Warmes destilliertes Wasser mit Honig und Apfelessig mischen, vor dem Trocknen auf das noch feuchte Haar auftragen.

Bei fettigem Haar
▶ Spülung mit verdünntem Apfelessig ($1/4$ Apfelessig, $3/4$ l Wasser) nach der Haarwäsche.

Bei Schuppen
▶ Spülungen mit warmem, verdünntem Apfelessig (1:4) nach der Haarwäsche.

Bei Haarausfall
▶ Spülungen mit warmem, verdünntem Apfelessig (1:4) nach der Haarwäsche.

Auch bei Haarproblemen hilfreich

Hand- und Fußpflege

Wie oft setzen wir unsere Hände ungeschützt äußeren Einflüssen in Haushalt und Beruf aus. Darüber hinaus wird der Haut durch häufiges Waschen mit Seife Flüssigkeit und Fett entzogen. Entsprechend sehen die Hände dann in vielen Fällen auch aus: die Haut ist trocken, rauh und rissig, die Nägel sind brüchig oder gespalten.

Trinkkur zur Basisbehandlung

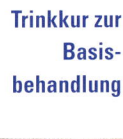 Zur Basisbehandlung für eine geschmeidige und glatte Haut und gegen brüchige Fingernägel empfiehlt sich eine 4–6 wöchige Apfelessig-Honig-Trinkkur (morgens vor dem Frühstück 1 Glas).

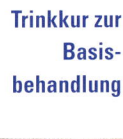 Trockene und rissige Hände lassen sich gut mit einer Einreibung aus Apfelessig und Olivenöl zu gleichen Teilen behandeln. Diese Mischung läßt sich auch als Körperöl verwenden. Für die Pflege von Nagelhaut und Fingernägeln eignet sich eine:

Ein hautpflegendes Öl

Olivenöl-Lotion
3 TL Olivenöl
3 TL Apfelessig
1 Eigelb

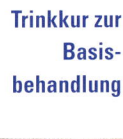 Vermischen Sie die Zutaten und füllen Sie sie in ein verschließbares Gefäß. Tragen Sie die Lotion mehrmals wöchentlich auf die Nägel auf.

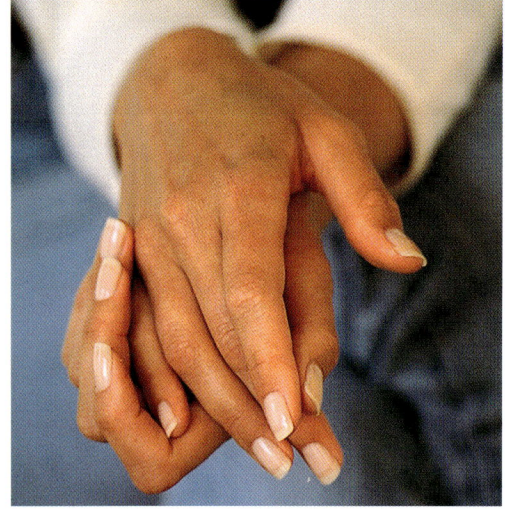

Die Füße werden oft vernachlässigt. Ein Fußbad pflegt nicht nur die Füße, sondern wirkt auch nach einem anstrengenden Tag insgesamt belebend.

Fußbad und Einreibung wirkt belebend

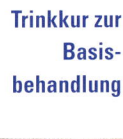 Geben Sie auf 5 l warmes Wasser je 3 TL Salz und Apfelessig und baden Sie ihre Füße für etwa 15 Minuten.

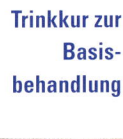 Bei müden und schweren Beinen hilft eine Einreibung mit unverdünntem Apfelessig.

Mund- und Zahnpflege

Schöne Zähne sind nicht nur ein Werkzeug zur Zerkleinerung der Nahrung, sondern auch ein natürlicher Schmuck wie Augen oder Haare. Regelmäßige Pflege der Zähne bewahrt nicht nur vor Zahnschmerzen, man kann dadurch auch – möglicherweise bis ins hohe Alter – noch »kräftig zubeißen«.

In der Mundhöhle leben verschiedene Mikroorganismen (Bakterien und Pilze), die für die erste Verdauung der Nahrung unerläßlich sind. Wird die Vermehrung dieser Kleinstlebewesen nicht durch eine regelmäßige und gründliche Mund- und Zahnpflege in Schranken gehalten, setzen sie sich schnell als zäher, säurehaltiger Zahnbelag am Zahnschmelz fest und greifen ihn an – der Zahn bekommt Karies. Wird diesem Prozeß nicht Einhalt geboten, werden auch Zahnbein und Zahnfleisch angegriffen. Das Zahnfleisch entzündet sich, beginnt zu bluten, und es entsteht Paradontose. Apfelessig wirkt hier entzündungshemmend und fördert die Durchblutung des Zahnfleischs.

▶ Spülen Sie morgens und abends nach dem Zähneputzen mit stark verdünntem Apfelessig (1 TL Apfelessig auf 1 Glas Wasser). Diese Spülungen beseitigen auch Zahnverfärbungen.

Gesundes Zahnfleisch mit Apfelessigspülungen

Mundgeruch

Mundgeruch tritt in der Regel bei einer sorgfältigen Zahnpflege (mindestens zweimal täglich) nicht auf. Stellt er sich dennoch ein, kann ein kranker Zahn oder eine Magen-Darmerkrankung die Ursache sein. Hier muß Abklärung durch den Arzt erfolgen. Normal ist hingegen das Auftreten von Mundgeruch und Zungenbelag bei einer Diät oder Fastenkur.

▶ Verwenden Sie auch als Mundwasser den stark verdünnten Apfelessig und gurgeln Sie nach Bedarf damit.

Auch gegen Mundgeruch

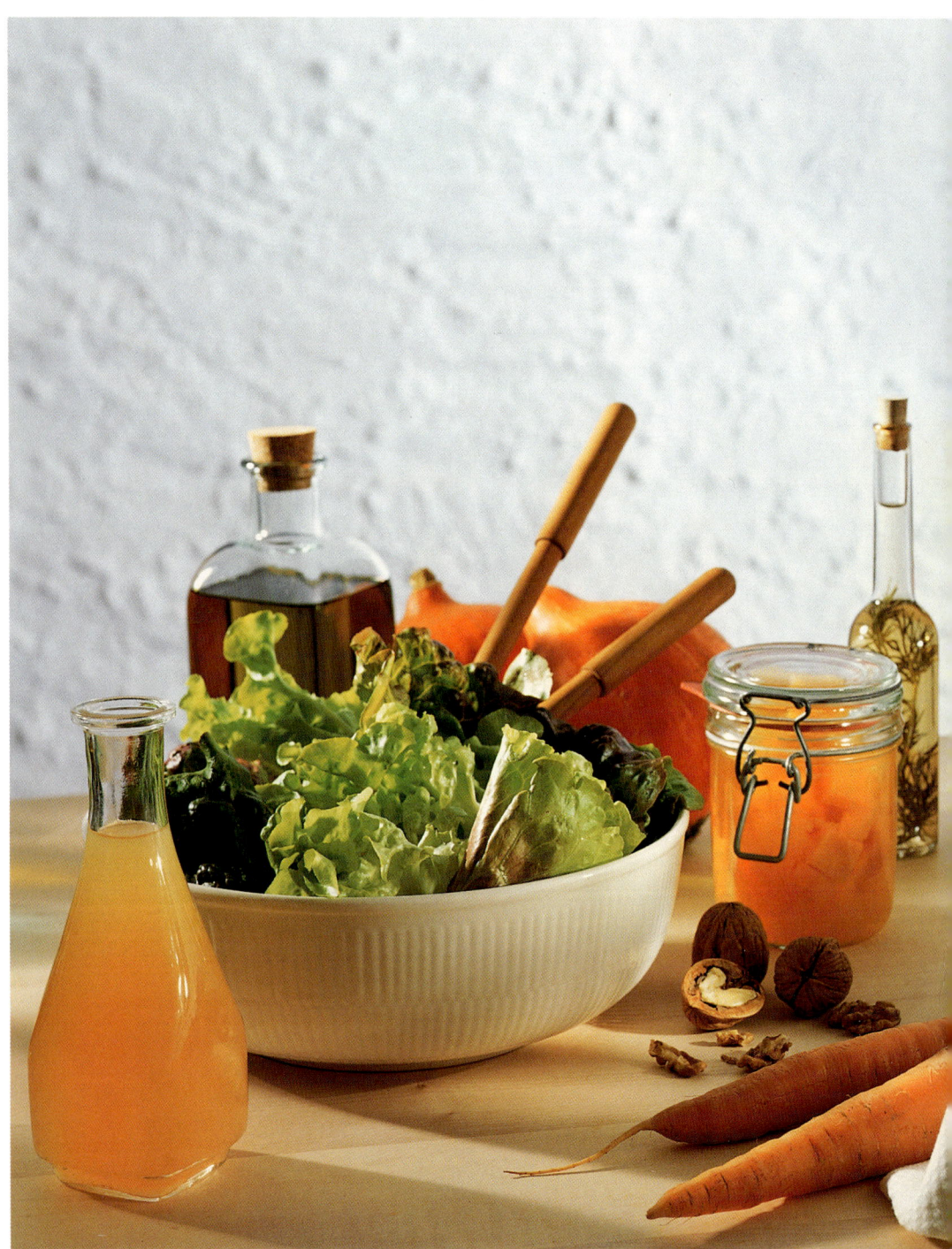

REZEPTE

Apfelessig in Küche und Haushalt

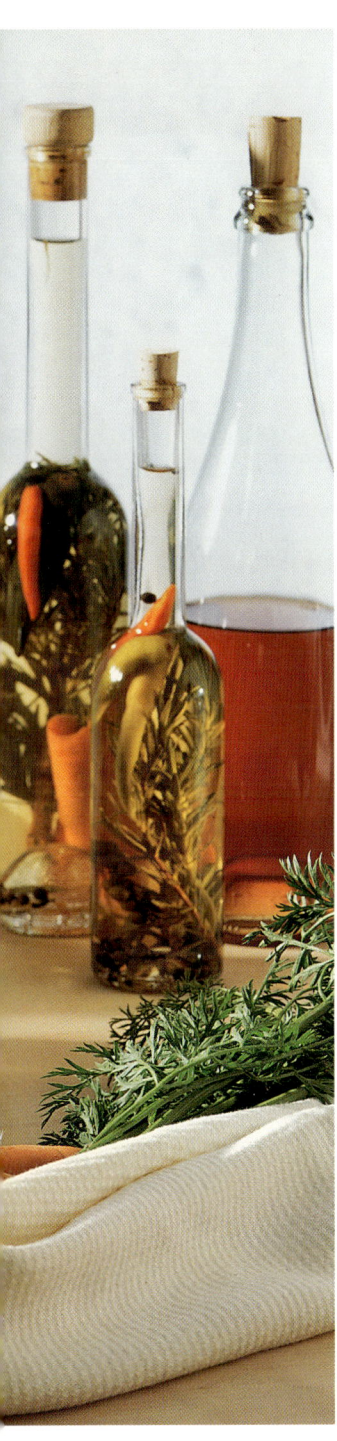

Die überwiegend innerliche Anwendung von Apfelessig – meist in Kombination mit Wasser und Honig – zeigt auf, daß seine gesundheitsfördernde und heilende Wirkung vorrangig in der Anregung der verschiedenen Stoffwechselvorgänge liegt. Eine Trinkkur läßt sich deshalb durch vielfältige und köstliche Rezepte mit Apfelessig ideal ergänzen.
Essig ist nicht nur ein gesundes Lebens- und Würzmittel, wie es sich auch umweltschonend, kostensparend und vielseitig im Haushalt einsetzen läßt, erfahren Sie im Kapitel »Essig – ein vielfältiges Haushaltsmittel«.

Gesund kochen mit Apfelessig

Apfelessig ist nicht nur gesund, er besitzt auch ein fruchtig-herbes Aroma und eine milde Säure. Er eignet sich daher sehr gut zur Herstellung von Marinaden, Salatsaucen und Dips, aber auch zum Einlegen von Früchten, Gemüsen, Fisch und Fleisch. Die folgenden Rezepte bieten Anregungen, wie das gesunde Naturprodukt Apfelessig in der Küche verwendet werden kann. Alle Rezepte sind für 4 Personen berechnet.

Salate

Frische rohe Gemüse oder Salate sind reich an wichtigen Vitaminen, Mineralstoffen, hochwertigem pflanzlichem Eiweiß und Ballaststoffen und haben einen niedrigen Kaloriengehalt. Außerdem enthalten sie Fermente, die die Verdauungssäfte anregen. Zu einer gesunden Ernährung empfiehlt sich mindestens einmal täglich Frischkost auf den Tisch zu bringen. Essen Sie den Salat stets vor der Hauptmahlzeit, damit die Fermente die Verdauung anregen und verbessern können.

Salate sollten stets frisch zubereitet und möglichst bald gegessen werden, denn die Vitalstoffe zersetzen sich sehr schnell, wenn Salat, Gemüse und Kräuter erst einmal zerkleinert sind.

Chicoréesalat

4 Stauden Chicorée • 2 kleingewürfelte süße Äpfel (Cox Orange) • 2 EL Apfelessig • 2 EL Sonnenblumenöl • 4 EL süße Sahne • $1/2$ TL scharfer Senf • Salz • Pfeffer • 1 TL frische Dillspitzen

Den Chicorée waschen, abtropfen lassen, den Strunk herausschneiden, die Blätter in feine Streifen schneiden und mit den Apfelwürfeln mischen. Aus Essig, Sahne, Öl, Senf, Salz und Pfeffer eine Marinade herstellen. Den Salat mit der Marinade übergießen und 15 Minuten durchziehen lassen. Vor dem Servieren die Dillspitzen darüberstreuen.

Chinakohlsalat

350 g Chinakohl • 150 g in feine Scheiben geschnittene Äpfel • 1 Tasse saure Sahne • 2 EL Tomatenketchup • 2 EL Apfelessig • 1 EL frisch geriebener Meerrettich • 2 Messerspitzen Rosenpaprika • $1/4$ TL Kräutersalz • 10 halbe Walnußkerne zum Garnieren

Den Chinakohl waschen, abtrocknen, in feine Streifen schneiden und mit den Apfelscheiben vermischen. Aus den anderen Zutaten eine Marinade herstellen und über den Salat gießen. Etwa 15 Minuten durchziehen lassen und mit den Walnußkernen garnieren.

Eissalat mit Gurken und Tomaten

1 Kopf Eissalat • 250 g Salatgurke • 300 g Tomaten • 4 EL saure Sahne • 2 EL Sonnenblumenöl • 2 EL Apfelessig • 1 Knoblauchzehe • $1/2$ TL Selleriesalz • 2 EL feingehackte frische Kräuter (Borretsch, Dill, Estragon, Liebstöckel, Petersilie, Schnittlauch)

Salate

Salat gründlich waschen, abtropfen lassen, in kleine Stücke reißen oder in ca. 2 cm breite Streifen schneiden. Die Gurke waschen, abtrocknen und in feine Scheiben schneiden oder hobeln. Tomaten waschen, abtrocknen, halbieren und in dünne Scheiben schneiden. Salat, Gurke und Tomaten vorsichtig miteinander mischen. Knoblauch schälen, salzen und zerdrücken. Sahne, Essig und Öl, Salz und Knoblauch gut miteinander verrühren, und die Sauce unter den Salat heben. Vor dem Anrichten mit den frischen Kräutern bestreuen.

Feldsalat mit Walnüssen
200 g Feldsalat • 8 kleingehackte Walnußkerne • 1 feingehackte Zwiebel • 2 EL Apfelessig • 2 EL kaltgepreßtes Walnußöl • Salz • Pfeffer

Den Salat putzen, waschen, abtropfen lassen und mit der Zwiebel vermengen. Aus Essig, Öl, Pfeffer und Salz eine Sauce herstellen, kurz vor dem Anrichten über den Salat gießen und die Nüsse untermengen.

Gurkensalat
1–2 Salatgurken • 6 EL saure Sahne • 2 EL Sonnenblumenöl • 1 TL Apfelessig • 1/4 TL Kräutersalz • frisch gemahlener weißer Pfeffer • 3 EL feingehackte frische Kräuter (Borretsch, Dill, Estragon, Petersilie, 3 Pfefferminzblättchen, Schnittlauch, Zitronenthymian)

Gurken waschen, abtrocknen und in dünne Scheiben schneiden oder grob raspeln. Aus der Sahne, dem Öl und Essig, Pfeffer und Salz eine Marinade herstellen und unter die Gurken mischen. Kurz vor dem Anrichten mit den frischen Kräutern bestreuen.

Paprikasalat
4 Paprikaschoten • 2 zerdrückte Knoblauchzehen • 4 kleine Zwiebeln • 4 EL Sonnenblumenöl • 2 EL Apfelessig • Meersalz • Currypulver • frisch gemahlener weißer Pfeffer • 4 TL frisch gehackte Kräuter (Dill, Estragon, Petersilie, Schnittlauch)

Die Paprikaschoten waschen, abtrocknen und halbieren. Kerne und weiße Rippen entfernen, die Paprika in feine Streifen schneiden. Die Zwiebeln schälen und in dünne Ringe schneiden, mit der Paprika mischen. Knoblauch, Öl, Essig und Gewürze zu einer Marinade verrühren

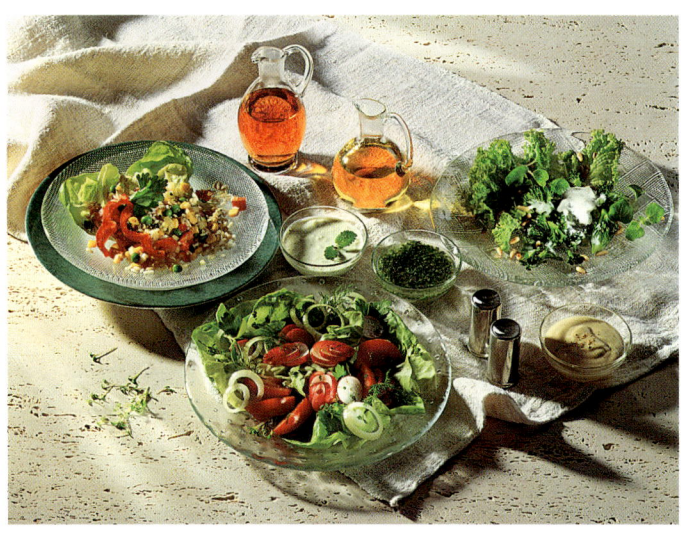

Gesund kochen mit Apfelessig

und über den Salat geben. Vor dem Anrichten die frischen Kräuter unterheben.

Rettichsalat

4 rote Rettiche • 2 kleingehackte Zwiebeln • 4 EL Sonnenblumenöl • 2 EL Apfelessig • 4 TL Schnittlauchröllchen • Salz • frisch gemahlener weißer Pfeffer

Die Rettiche waschen, abtrocknen und hobeln oder in feine Scheiben schneiden. Aus Zwiebeln, Essig, Öl und Gewürzen eine Marinade bereiten und über den Rettich gießen. Kurz vor dem Anrichten den Schnittlauch untermengen.

Rotkrautsalat

350 g Rotkraut • 200 g feingewürfelte Birnen oder Äpfel • $1/2$ TL Kräutersalz • 3 EL saure Sahne • 2 TL Sanddorn • 2 EL Apfelessig • 3 EL Sonnenblumenöl • 1 Messerspitze frisch geriebener Ingwer

Den Krautkopf vierteln und den Strunk herausschneiden. Das Kraut in feine Streifen schneiden oder hobeln, mit dem Kräutersalz bestreuen und mit dem Kartoffelstampfer einige Minuten stampfen, bis das Kraut geschmeidig wird. Die Birnen oder Äpfel unter das Kraut mischen. Aus den übrigen Zutaten eine Sauce bereiten, unter den Salat mischen und gleich servieren.

Tomatensalat mit Schafkäse

4 Fleischtomaten • 2 grüne Peperoni • 1 Gemüsezwiebel • 2 zerdrückte Knoblauchzehen • 150 g Schafkäse • 50 g schwarze Oliven • $1/3$ TL Meersalz • $1/2$ TL Kräutersalz • 2 EL Apfelessig • 3 EL Distelöl • 1 Bund Schnittlauch • 1 Bund Petersilie

Die Tomaten waschen, abtrocknen, Stielansatz entfernen und in Scheiben schneiden. Peperoni waschen, abtrocknen und in feine Ringe schneiden. Die Zwiebel schälen und in dünne Scheiben schneiden. Tomaten, Peperoni, Zwiebel und Knoblauch vorsichtig miteinander mischen. Aus Öl, Essig und Kräutersalz eine Sauce bereiten und über den Salat gießen. Petersilie und Schnittlauch waschen, trockenschleudern und fein hacken. Den Schafkäse in Stücke schneiden und zusammen mit den Oliven und den feingehackten Kräutern vorsichtig unter den Salat heben.

Weißkrautsalat

400 g Weißkraut • 1 TL Gemüsebrühe • $1/2$ Tasse heißes Wasser • $1/2$ Knoblauchzehe • 2 TL mittelscharfer Senf • 2 EL Apfelessig • 2 EL Sonnenblumenöl • $1/2$ TL gemahlener Kümmel • 2 Messerspitzen schwarzer Pfeffer • 1 EL feingehackte Zwiebeln • 2 EL frische, feingehackte Kräuter (Petersilie, Liebstöckel, Schnittlauch, Thymian)

Den Krautkopf vierteln, den Strunk herausschneiden und das Kraut in feine Streifen schneiden oder hobeln. Mit dem Kartoffelstampfer stampfen, damit das Kraut geschmeidig wird. Die Gemüsebrühe in dem heißen Wasser auflösen. Die Knoblauchzehe schälen und zerdrücken. Brühe, Senf, Essig, Öl, Knoblauchzehe, Zwiebel, Kräuter und Gewürze zu einer Marinade verrühren. Diese über das Weißkraut gießen und etwa 15 Minuten durchziehen lassen.

Saucen und Dips

Zucchinisalat

4 Zucchini • 2 kleingehackte Zwiebeln • 1/2 zerdrückte Knoblauchzehe • 4 EL Sonnenblumenöl • 2 EL Apfelessig • 2 TL mittelscharfer Senf • 2 TL frisches, kleingeschnittenes Basilikum • einige kleingeschnittene Blättchen Origano • Kräutersalz • frisch gemahlener weißer Pfeffer

Die Zucchini waschen, abtrocknen und in feine Scheiben schneiden. Aus Zwiebel, Knoblauch, Essig, Öl und Senf eine Marinade bereiten, über die Zucchini gießen und kurz vor dem Anrichten Basilikum und Origano unterheben.

Saucen und Dips

Salate und Gemüserohkost sind ein wichtiger Bestandteil einer gesunden, vollwertigen Ernährung und die Grundlage jeder Diät oder Fastenkur. Eine große Auswahl an Salaten und Gemüsen sorgt dafür, daß jeden Tag ein anderer Salat auf den Tisch kommen kann. Zusätzliche Abwechslung bieten verschiedene Marinaden, Saucen und Dips. Die Zubereitung ist ganz einfach:

▶ Verrühren Sie alle Zutaten bis auf die frischen Kräuter gut miteinander und bewahren Sie die Salatsauce gut verschlossen im Kühlschrank auf. Die frischen Kräuter werden erst kurz vor dem Anrichten beigefügt.

Französische Salatsauce

4 EL Sonnenblumenöl • 2 EL Apfelessig • 1 El saure Sahne • 1/4 TL Kräutersalz • 2 EL frische, feingehackte Kräuter (Borretsch, Dill, Estragon, Kerbel, Liebstöckel, Petersilie, Schnittlauch, Zitronenthymian)

Diese Sauce paßt gut zu allen Blattsalaten, Gurke, Rettich und Radieschen.

Italienische Marinade

6 EL saure Sahne • 1 EL Tomatenketchup • 2 EL Apfelessig • 2 EL Olivenöl • 1/2 zerdrückte Knoblauchzehe • 1/4 TL Kräutersalz • 2 EL Schnittlauchröllchen • 1 EL feingehackte Kräuter (Estragon, Liebstöckel, Petersilie)

Paßt gut zu allen Blattsalaten, Blumenkohl, Brokkoli, Chicorée, Gurke, Weißkraut und Zucchini.

Knoblauchsauce

1 feingehackte Zwiebel • 2 zerdrückte Knoblauchzehen • 4 EL Sonnenblumenöl • 2 EL Apfelessig • Meersalz • frisch gemahlener weißer Pfeffer

Paßt gut zu allen Blattsalaten, Gurke, Paprika, Tomaten und Zucchini.

Provenzalische Salatsauce

4 EL Olivenöl • 2 EL Apfelessig • Selleriesalz • frisch gemahlener schwarzer Pfeffer • 2 EL frische, feingehackte Kräuter (Basilikum, Estragon, Fenchelgrün, Liebstöckel, Origano, Petersilie, Schnittlauch, Thymian)

Paßt gut zu allen Blattsalaten, Fenchel, Paprika, Tomaten und Zucchini.

Vinaigrette

1/2 Tasse Olivenöl • 1/2 Tasse Apfelessig • 1/2 TL Salz • 1/2 TL Paprika • 1 EL Essiggurken, feingewürfelt • 1 EL grüne Peperoni, feingewürfelt • 1 EL feingehackte Petersilie • 1 EL Senfpulver • 1 El Zucker • 1 EL Estragonessig

Die Vinaigrette paßt vorzüglich zu kaltem Fleisch.

Gesund kochen mit Apfelessig

Chutneys

Ein Chutney ist eine scharfe kalte Sauce aus Obst und/oder Gemüse, in der noch ganze Obst- oder Gemüsestückchen enthalten sind. Chutneys eignen sich sehr gut zu Fleisch- oder Fischfondue oder Gegrilltem.

Kürbischutney

700 g Kürbisfleisch • 5 Tomaten • 2 Zwiebeln • 2 säuerliche Äpfel, gewürfelt • $1/8$ l Apfelessig • 200 g Zucker • 1 TL gelbe Senfkörner • 1 TL gemahlener Kardamon • 1 TL Tabasco • je 1 Prise Anis, Ingwer, Zimt und Salz

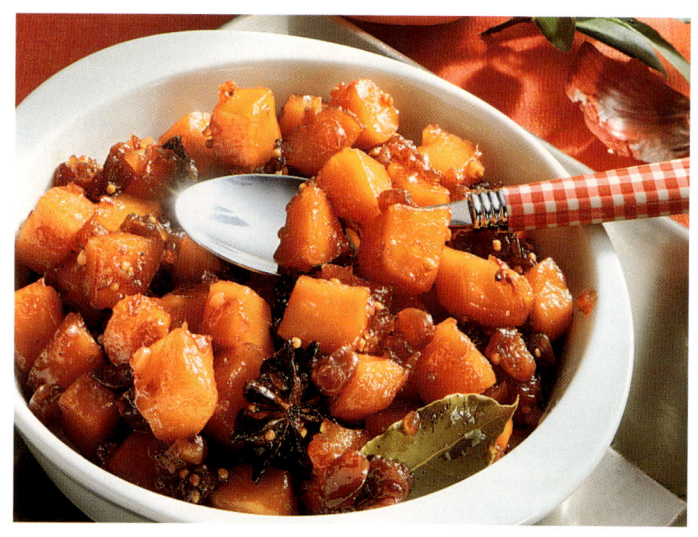

Das Kürbisfleisch und die Zwiebeln in Würfel schneiden, salzen und über Nacht abgedeckt ziehen lassen. Danach abspülen und gut abtropfen lassen. Die Tomaten mit kochendem Wasser übergießen, Haut abziehen, entkernen und in Würfel schneiden. Den Apfelessig erhitzen und den Zucker darin auflösen. Alle Zutaten in den heißen Essig geben und etwa 20 Minuten köcheln lassen. In heiß ausgespülte Gläser abfüllen und sofort gut verschließen.

Mangochutney

1 ganze Mangofrucht • 2 EL pürierte Mango • 2 säuerliche Äpfel • 100 g Rosinen • $1/8$ l Apfelessig • $1/8$ l Rotwein • 1 EL Kirschlikör • 1 TL Zitronensaft • 200 g Zucker • je 1 Prise Nelkenpulver, Piment und Zimt

Die Mango schälen, entkernen und in Würfel schneiden. Die Äpfel schälen, vierteln, das Kerngehäuse entfernen und die Äpfel in Würfel schneiden. Essig und Wein erhitzen und den Zucker darin auflösen. Alle Zutaten in die heiße Lösung geben und etwa 20 Minuten leicht köcheln lassen. Danach in heiß ausgespülte Gläser geben und diese sofort gut verschließen.

Rhabarberchutney

150 g getrocknete Pflaumen (ohne Stein) • 50 g getrocknete ungeschwefelte Birnen • 200 g Rhabarber • 250 säuerliche Äpfel • 50 g ungeschwefelte Sultaninen • 100 ml Rotwein • 200 ml Apfelessig • 2 Tl Senfkörner • 6 weiße Pfefferkörner • 1 TL fein geschnittene Orangenschale • 4 EL Honig • 4 EL Cumberlandsauce • 1 TL Meersalz • je 1 Prise Nelkenpulver und Piment

Das Dörrobst kleinschneiden und in einen Topf geben. Mit dem Rotwein und dem Apfelessig übergießen und 2 Stunden zugedeckt ziehen lassen. Den Rhabarber waschen, eventuell Haut abziehen und in kleine Stücke schneiden. Die Äpfel schälen, das Kerngehäuse entfernen, und die Äpfel grob raspeln. Rhabarber und Äpfel zum Dörrobst geben. Die Sultaninen, Senf- und Pfefferkörner und die Orangenschale zufügen. Das ganze unter Umrühren dick einkochen. Dann den Honig, die Cumberlandsauce und die Gewürze dazugeben, noch-mals aufkochen lassen. In heiß ausgespülte Gläser füllen und sofort gut verschließen.

Gemüse

Apfelessig ist ein idealer Partner vieler Gemüsearten. Er steigert die Bekömmlichkeit besonders von Hülsenfrüchten, erhält die Farbe, nimmt den unangenehmen Kohlgeruch und verfeinert den Geschmack von Bohnen- und Linsengerichten.

Bohnensalat

300 g Buschbohnen • 1 Bund Bohnenkraut • 1 feingehackte Zwiebel • 1 gelbe Paprikaschote • 100 g Zucchini • 250 g Tomaten • 3 EL frische, feingehackte Kräuter (Basilikum, Bohnenkraut, Borretsch, Estragon, Liebstöckel, Petersilie, Thymian) • 6 EL Apfelessig • 4 EL Olivenöl • $1^{1}/_{2}$ TL Kräutersalz

Die Bohnen waschen, putzen und in Stücke brechen. Mit dem Bohnenkraut 10–15 Minuten in Wasser kochen. Essig, Öl, Salz und Zwiebel zu einer Marinade verrühren. Die Bohnen abtropfen lassen und mit der Marinade übergießen. 1 Stunde zugedeckt im Kühlschrank durchziehen lassen. Die Paprikaschote waschen, entkernen und in feine Streifen schneiden. Die Zucchini waschen, abtrocknen und in dünne Scheiben schneiden. Die Tomaten waschen, abtrocknen und achteln. Alle Salatzutaten, auch die Kräuter, vorsichtig mischen und nochmals 10 Minuten durchziehen lassen.

Bohnensalat mit Schillerlocken

je 50 g weiße, schwarze und Azukibohnen (kleine rote Bohnen aus dem Reformhaus) • 1 l Wasser • $^{1}/_{2}$ Lorbeerblatt • 1 EL gekörnte Gemüsebrühe • 250 g grüne Bohnen • je 1 rote und weiße Zwiebel, in Ringe geschnitten • 250 g grüne Paprika • 250 g Fleischtomaten • 250 g Schillerlocken • 2 EL Sonnenblumenöl • 3 EL Apfelessig • 1 TL Kräutersalz • 1 TL Paprikapulver, edelsüß • 1 TL Provence-Kräutermischung • $1^{1}/_{2}$ EL frische, feingehackte Petersilie • frisch gemahlener schwarzer Pfeffer

Die Bohnenkerne über Nacht in $^{1}/_{2}$ l Wasser quellen lassen. Am nächsten Tag in $^{1}/_{2}$ l frischem Wasser mit dem Lorbeerblatt und der gekörnten Brühe 10 Minuten kochen lassen. Die grünen Bohnen waschen, putzen, in 4 bis 5 cm lange Stücke schneiden und mit den Bohnenkernen weitere 30 Minuten bei schwacher Hitze kochen, danach in einem Sieb abtropfen lassen. Die Paprika waschen, abtrocknen, Kerne und weiße Haut entfernen und in Streifen schneiden. Die Tomaten waschen, abtrocknen, Stielansatz entfernen und achteln. Die Schillerlocken in dicke Scheiben schneiden. Aus den übrigen Zutaten eine Marinade herstellen. Die vorbereiteten Salatzutaten locker mischen und mit der Marinade übergießen. Mindestens 30 Minuten durchziehen lassen

REZEPTE

Gesund kochen mit Apfelessig

und vor dem Anrichten mit der Petersilie bestreuen.

Marinierte Pilze
450 g frische Pilze • 3 kleingehackte Knoblauchzehen • 1/2 Tasse Apfelessig • 1 EL Olivenöl • 1 TL Sojasoße • 1 TL scharfe Pfeffersoße • 1 EL frischer, kleingehackter Ingwer

Die Pilze waschen und 2 Minuten in kochendem Salzwasser blanchieren, abtropfen lassen und trockentupfen. Aus den restlichen Zutaten eine Marinade bereiten, über die Pilze gießen und gut durchziehen lassen.

Gemüse-Pfifferlingsalat
500 g grüner Spargel • 250 g Pfifferlinge • 50 g feine, grüne Bohnen • 16 kleine Frühlingskarotten • 1 Kopf Frisée-Salat • 1 Dose eingelegte Palmenherzen • 1 EL Dijonsenf • 4 EL Apfelessig • 4 EL stilles Mineralwasser • 4 EL kaltgepreßtes Walnußöl • 2 EL Olivenöl, extra vergine • Meersalz aus der Mühle • 1 Bund Kerbel, kleingehackt

Die Böhnchen knackig kochen. Den Spargel etwa 5 Minuten in leicht gesalzenem Wasser kochen. Die Karotten schaben, in ganz feine Streifen schneiden und knackig kochen. Die Pfifferlinge putzen und 2 Minuten in kochendem Salzwasser blanchieren. Den Frisée-Salat putzen, waschen, trocknen und in kleine Stücke reißen. Die Palmenherzen abtropfen lassen und in feine Streifen schneiden. Eine Schüssel mit dem Salat auslegen und das Gemüse darauf verteilen. Aus Senf, Öl, Essig, Mineralwasser und Salz eine Marinade herstellen und über das Gemüse gießen. Etwa 15 Minuten durchziehen lassen. Vor dem Anrichten mit Kerbel bestreuen.

Rote-Bete-Salat mit Linsensprossen
2 Knollen Rote Bete • 1 Tasse Linsensprossen • 1 kleingewürfelte Zwiebel • 4 EL kaltgepreßtes Pflanzenöl • 2 EL Apfelessig • 2 EL Walnußöl • Salz • frisch gemahlener weißer Pfeffer

Die Rote Bete schälen und in nicht zu feine Streifen raspeln oder in kleine Würfel schneiden. Pflanzenöl in einem Topf erhitzen und die Rote Bete darin bei geringer Hitze weich dünsten. Die Linsensprossen dazugeben und etwa 2 Minuten mitdünsten. Aus Essig, Öl, Salz und Pfeffer eine Marinade herstellen. Gemüse und

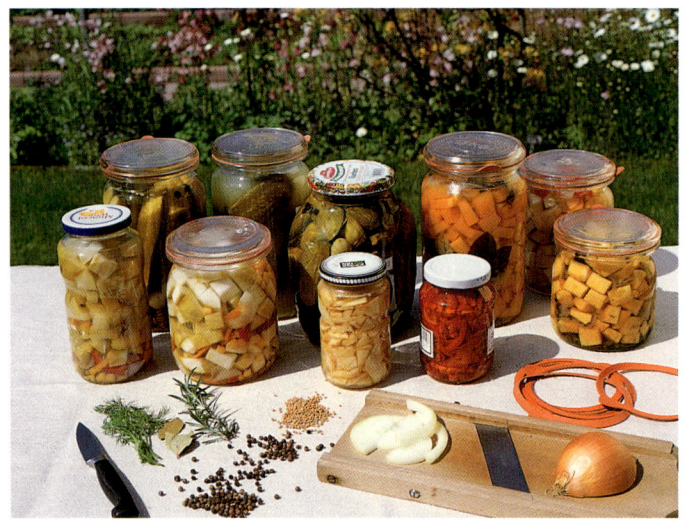

Zwiebel vermengen, mit der Marinade übergießen und gut durchziehen lassen.

Sellerie-Möhren-Salat
2 Knollensellerie • 4 Möhren • 1 l Gemüsebrühe • 250 g süße Sahne • 2 EL Apfelessig • Salz • Pfeffer • 2 TL frische, kleingehackte Kräuter (Dill, Petersilie, Schnittlauch)

Die Knollensellerie und die Möhren schälen, in kleine Würfel schneiden und in der Brühe bißfest kochen. Aus der Brühe nehmen und abkühlen lassen. Aus der Sahne, dem Essig, Salz und Pfeffer eine Marinade bereiten, unter das Gemüse mischen und 30 Minuten durchziehen lassen. Kurz vor dem Anrichten mit den frischen Kräutern bestreuen.

Spargelsalat
1 kg Spargel • $1/2$ l Wasser • $1/2$ Gemüsebrühwürfel • $1/2$ EL Butter • $1/2$ TL Kräutersalz • 4 EL Apfelessig • 4 EL Sonnenblumenöl • 2 Eigelb • je 1 EL feingehackter Dill und Schnittlauch

Spargel waschen und schälen. Die Schalen und

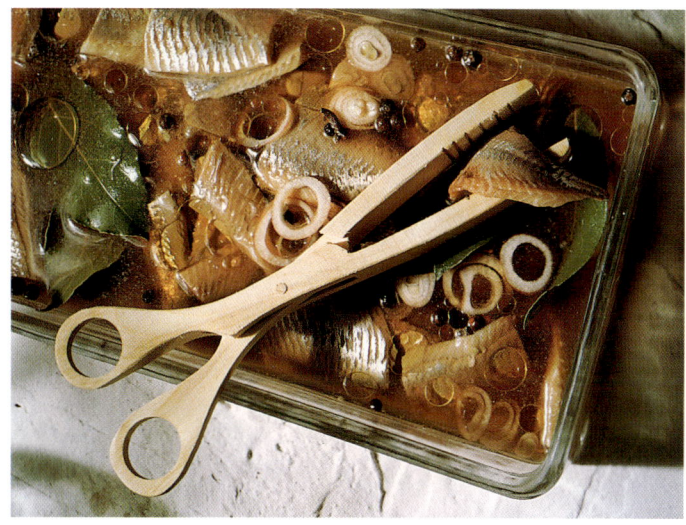

andere Abfallstücke etwa 15 Minuten in Wasser auskochen. Den Schalensud durch ein Sieb in einen Kochtopf gießen. Den Brühwürfel und die Butter zugeben und den Spargel etwa 20 Minuten bei milder Hitze garen. Spargelstangen aus dem Wasser nehmen, salzen und mehrmals mit dem Apfelessig begießen. Dann das Öl zugeben und das Ganze 30 Minuten durchziehen lassen. Marinade abgießen, 4 EL davon mit den Eigelben verquirlen und über den Spargel geben. Mit Dill und Schnittlauch bestreuen und noch lauwarm servieren.

Fisch

Essig erzielt bei der Zubereitung von Fischgerichten mehrere Wirkungen: Er verleiht eine angenehm saure Geschmacksnote, das Fleisch bleibt weiß, und beim sogenannten »Blau-Kochen« werden die frischen Fische ehe man sie in den kochenden Sud legt, mit heißem Essigwasser übergossen. Dabei färbt sich die Haut blau.

Überbackenes Rotbarschfilet
1 kg Rotbarschfilet • 250 g Schalotten (ungeschält) • 3 Knoblauchzehen • einige

Gesund kochen mit Apfelessig

Zweige frischen Thymian • 1 EL Meersalz • 150 ml Apfelessig

Die Schalotten waschen und abtrocknen. Die Knoblauchzehen schälen. Den Fisch waschen, trockentupfen und in eine ofenfeste Auflaufform legen. Die Schalotten, den Knoblauch und die Thymianzweige dazulegen und salzen. Das Ganze mit dem Apfelessig übergießen und im vorgeheizten Ofen 20 Minuten bei 200 °C garen.

Schwedische Gabelbissen

500 g Salzheringe • 4 Schalotten • 1/4 l Wasser • 1 TL Schwarzteeblätter • 1/8 l Apfelessig • 2 Lorbeerblätter • 10 Wacholderbeeren • 5 Pimentkörner • 5 schwarze Pfefferkörner • 5 Gewürznelken • 2 EL Olivenöl

Die Heringe 24 Stunden in reichlich Wasser einlegen. Danach Köpfe und Flossen abschneiden, ausnehmen filetieren und die Filets in etwa 4 cm breite Stücke schneiden. Die Schalotten schälen und in dünne Ringe schneiden. Das Wasser aufkochen lassen, über die Teeblätter gießen und 5 Minuten ziehen lassen. Den Tee abgießen und abkühlen lassen. Den Essig, die Lorbeerblätter, Piment- und Pfefferkörner sowie die Gewürznelken hinzufügen. In ein verschließbares Gefäß Heringstücke und Zwiebelringe einschichten, den Teesud darübergießen und zum Schluß mit Olivenöl abdecken. Am besten 24 Stunden durchziehen lassen.

Fleisch

Fleisch, vor allem Rindfleisch und Wild, wird durch Marinieren oder Beizen in Essigmarinade zart und bekommt einen angenehm sauren Geschmack.

Sauerbraten

1 kg Rinderschmorbraten • 1/2 l Wasser • 1/4 l Rotwein • 1/8 l Apfelessig • 2 Zwiebeln • 2 Lorbeerblätter • 6 Wacholderbeeren • 2 Pimentkörner • Pfefferkörner • ein Bund Suppengemüse (Möhren, Sellerie, Petersilienwurzel) • Öl • Salz • frisch gemahlener schwarzer Pfeffer • 1/8 l süße Sahne

3 bis 4 Tage vor der Zubereitung das Fleisch marinieren. Dazu das Suppengemüse waschen, putzen und in Würfel schneiden. Die Zwiebeln schälen und ebenfalls würfeln. Wein, Wasser und Essig zusammen mit den Gewürzen kurz aufkochen, abkühlen lassen und über das Fleisch gießen, abdecken und an einem kühlen Ort durchziehen lassen.
In dieser Zeit das Fleisch mehrmals wenden. Am Tag der Zubereitung das Fleisch aus der Marinade nehmen, abtrocknen und mit Pfeffer und Salz einreiben. In einem Bräter das Öl erhitzen und das Fleisch darin rundum braun anbraten.
Die Marinade durch ein Sieb gießen, die Gewürze aus dem Sieb zum Fleisch geben und kräftig anbraten. Nach und nach die Marinade in kleinen Portionen nachgießen und den Bratensatz damit lösen. Topf zudecken und den Braten 1 1/2 bis 2 Stunden schmoren lassen. Dabei das Fleisch immer wieder mit dem Schmorsud begießen.
Fleisch herausnehmen und warmstellen. Den Schmorsud durch ein Sieb gießen, etwas einkochen lassen und mit der Sahne binden.

Weitere Essigsorten

Jede Essigsorte schmeckt anders, weil bei der Umwandlung von Alkohol zur Säure die wertvollen Aromastoffe der natürlichen Ausgangsprodukte erhalten bleiben. Weinessig wird ausschließlich aus Wein hergestellt. Er hat einen kräftigen Geschmack und gilt als Spezialität für die feine Küche. Obstessig gewinnt man bei uns üblicherweise aus Apfelwein. Er hat eine herbe, fruchtige Note. Eine Vielzahl von Kräuter- und Gewürzessigen sind in Feinkostläden erhältlich, lassen sich aber auch ohne großen Aufwand selbst herstellen.

Balsamessig (Aceto balsamico)

Balsamessige werden infolge des Siegeszugs der italienischen Küche immer beliebter. Die im Supermarkt erhältlichen Balsamessige sind allerdings nur sehr entfernte Verwandte des echten »Aceteo balsamico di Modena«. Wahre Gourmets bevorzugen den »Tradizionale«, der aus der Umgebung der Stadt Modena stammen muß und als der König aller Essige gilt. Im Unterschied zum Weinessig wird Balsamessig nicht aus fertig ausgegorenem, sondern aus eingekochtem Traubenmost hergestellt. Eine weitere Besonderheit ist die Verwendung spezieller Traubensorten, die zur Aromaentfaltung so spät wie möglich gelesen werden. Im Verlaufe der Reifung durchläuft ein »Tradizionale« bis zu 12 Fässern, jedes aus einem anderen, edlen Holz gefertigt. So entwickelt sich ein unvergleichliches Bouquet, das von den Prüfmeistern nach frühestens 12 Jahren getestet wird. Als Soße zum Caprese, die berühmte Vorspeise aus Mozzarella, Tomaten und Basilikum ist Aceto balsamico ein Muß.

Rot- und Weißweinessig

Grundsätzlich ergibt nur ein guter Wein auch einen guten Essig. Immer mehr renommierte Winzer produzieren

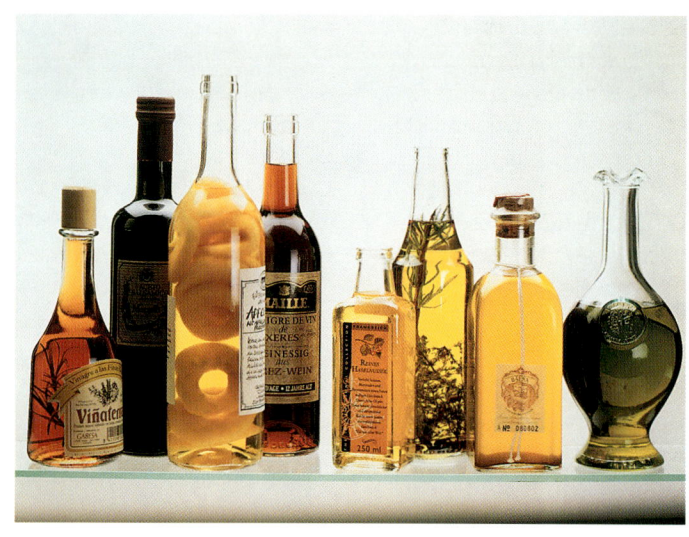

:::aside
REZEPTE

Weitere Essigsorten
:::

edle Essige, die sogar als »Aperitifs« oder »Digestifs« Eingang in die Gourmetküche finden. Der Unterschied liegt wie beim Wein in der Verwendung der Trauben und natürlich im Geschmack. Rotweinessig hat ein kräftiges Aroma, während Weißweinessig eher frisch und mild sauer schmeckt. Rotweinessig eignet sich besonders für Fleischspeisen und Saucen. Weißweinessig paßt zu allen Salaten, Fisch, Chutneys und Suppen.

Sherryessig

Diese Spezialität unter den Weinessigen ist in der spanischen Stadt Jerez de la Frontera beheimatet. Kenner unterscheiden drei Qualitätsstufen: »Gran Gusto« wird nach nur kurzer Reifung in Eichenfässern gewonnen, »Mayoral« lagert 12 Jahre in Eichenfässern und bildet die Basis für den edelsten Sherryessig, den »Reserva«, mit einer Reifezeit von 25 Jahren. Sherryessig empfiehlt sich zum Marinieren von dunklem Fleisch, zum Würzen von Wildgerichten, Fleisch- und Tomatensoßen und paßt gut zu grünen Gemüsen.

Essig hausgemacht

Die eigene Herstellung von Apfelessig ist – wie bereits beschrieben – nicht ganz einfach. Weniger aufwendig ist dagegen die Zubereitung von hausgemachten Kräuter- und Gewürzessigen, die mit Kräutern, Beeren, Gewürzen und Blüten aromatisiert werden können. Der Phantasie sind hier keine Grenzen gesetzt, Ausprobieren lohnt sich.

▶ Grundsätzlich sollten Kräuter- und Gewürzessige gut verschlossen an einem dunklen, kühlen Ort aufbewahrt werden, dann sind sie bis zu 1 Jahr haltbar.

▶ Fruchtessig behält maximal 6 Monate sein volles Aroma. Hier ist es besser, öfter einmal kleine Mengen anzusetzen.

▶ Wenn aus optischen Gründen Kräuterzweige, Blüten oder ganze Früchte in den Essig gegeben werden, dann müssen diese völlig mit Flüssigkeit bedeckt sein.

Kräuteressige

Zur Herstellung von Kräuteressig benötigen Sie frische, trockene Kräuter, die keine Schadstellen aufweisen dürfen. Wenn Sie Kräuter aus dem Garten verwenden, sollten Sie sie am besten in den Mittagsstunden sammeln, wenn die Blätter von der Sonne gut abgetrocknet sind.

Estragonessig

$1/2$ l Weißweinessig • 30 g frisch gepflückte Estragonblätter • 3 Schalotten, geschält • 1–2 frische Lorbeerblätter • einige Pfefferkörner • 1 Prise Salz

Alle Zutaten in ein Glas mit Schraubverschluß geben. Den Weinessig in einem Topf erwärmen und über die Kräuter gießen. Das Glas gut verschließen und 2 bis 3 Wochen an einem warmen, möglichst sonnigen Platz aufstellen. Danach den Essig absehen, in eine heiß ausgespülte Flasche gießen und mit einem Korken gut verschließen. Einen optisch schönen Effekt erzielen Sie, wenn Sie in die Flasche einen frischen Estragonzweig stecken.
Statt Estragon können Sie nach dem gleichen Rezept auch einen Kräuteressig aus Dill, Minze, Petersilie oder Zitronenmelisse ansetzen.

Essig hausgemacht

Holunderblütenessig
1 Handvoll frische Holunderblüten • 300 ml Weißweinessig • etwas Zucker

Die Holunderblüten verlesen, in eine heiß ausgespülte Flasche geben und mit dem Zucker bestreuen. Den Weißweinessig erwärmen und über die Blüten gießen. Die Flasche gut verschließen und etwa 1 Woche bei Zimmertemperatur durchziehen lassen. Essig durch ein Sieb gießen und in eine Flasche füllen. Möglichst bald verwenden.

Knoblauchessig
1 l Weinessig • 5–10 Knoblauchzehen (je nach gewünschter Intensität) • Salz

Die Knoblauchzehen schälen, mit etwas Salz zerdrücken und in ein Schraubdeckelglas füllen. Den Weinessig erwärmen und über das Knoblauchmus gießen. Das Glas fest verschließen und den Essig 1 Woche bei Zimmertemperatur ziehen lassen. Danach durch ein feines Sieb gießen, in eine heiß ausgespülte Flasche füllen und mit einem Korken gut verschließen.

Provenzalischer Kräuteressig
$1/2$ l Weißweinessig • 10 g Basilikum • 10 g Bohnenkraut • 10 g Origano • 10 g Rosmarin • 10 g Thymian • 1 Prise Salz

Die Kräuter mit etwas Salz bestreuen und in ein Schraubdeckelglas füllen. Den Weinessig erwärmen und über die Kräuter gießen. Das Glas gut verschließen und an einen hellen, warmen Platz stellen. Nach 2 bis 3 Wochen den Essig abseihen und in eine heiß ausgespülte Flasche füllen. Mit einem Korken gut verschließen. Zur Zierde ein frisches Zweiglein Rosmarin dazugeben.

Schalottenessig
1 l Rotweinessig • 5 kleine Schalotten • $1/2$ TL Salz

Die Schalotten schälen, vierteln, salzen und in ein Schraubdeckelglas füllen. Den Rotweinessig zum Kochen bringen und über die Schalotten gießen. Das Glas gut verschließen und etwa 1 Woche bei Zimmertemperatur stehenlassen. Den Essig abseihen, in eine heiß ausgespülte Flasche füllen und gut mit einem Korken verschließen. Zur Zierde einige geschälte Schalotten beifügen.

Obstessige

Aus frischen, aber auch tiefgekühlten Früchten lassen sich sehr aromatische Würzessige herstellen, die vor allem in Salaten mit Früchten, spritzigen Drinks oder Wildsaucen Verwendung finden.

Himbeeressig
200 g frische oder tiefgekühlte Himbeeren • 400 ml Apfelessig

Die frischen Himbeeren gut verlesen, nicht waschen und in ein Schraubdeckelglas füllen. (Tiefgekühlte Himbeeren unaufgetaut einfüllen.) Den Apfelessig erwärmen und über die Himbeeren gießen. Das Glas gut verschließen und den Essig an einem warmen, möglichst sonnigen Platz etwa 1 Woche durchziehen lassen. Danach mit oder ohne Früchte in eine heiß ausgespülte Flasche umfüllen und möglichst bald verbrauchen.

Weitere Essigsorten

Kumquatessig
1/2 l Weißweinessig • 10 Kumquats • 1 kleiner Zweig Zitronenmelisse • Schale von 1/2 unbehandelten Zitrone

Die Kumquats heiß abwaschen, gut abtrocknen und mit einer Nadel mehrmals einstechen. Früchte, Zitronenmelisse und Zitronenschale in eine weithalsige Flasche füllen. Den Weißweinessig erwärmen und über die Früchte gießen. Die Flasche gut verschließen und den Essig etwa 1 Woche an einem warmen Ort durchziehen lassen. Möglichst bald verbrauchen.

Limonenessig
1/2 Limone • 200 ml Weißweinessig • 1/2 Bund frischer Thymian

Die Limonenhälfte heiß abwaschen, gut abtrocknen und der Länge nach teilen. Limonenviertel und Thymianzweige in eine heiß ausgepülte, weithalsige Flasche geben. Den Weißweinessig erwärmen und über die Früchte gießen. Die Flasche gut verschließen und etwa 10 Tage an einem warmen Platz durchziehen lassen.

Orangenessig
100 ml frisch gepreßten Orangensaft • 300 ml Apfelessig • Schale einer unbehandelten Orange

Orangensaft und -schale in eine heiß ausgespülte Flasche füllen. Apfelessig erwärmen und ebenfalls in die Flasche füllen. Alles miteinander mischen und die Flasche gut verschließen. 1 Woche an einem warmen Platz durchziehen lassen. Möglichst bald verwenden.

Rosinenessig
100 g ungeschwefelte Rosinen • 1 l Apfelessig • 1 TL Zimt

Rosinen heiß waschen und gut abtrocknen. Zusammen mit dem Zimt in eine heiß ausgespülte Flasche geben. Apfelessig erwärmen und über die Rosinen gießen. Die Flasche gut verschließen und den Essig an einem warmen Platz etwa 6 Wochen ziehen lassen. Danach möglichst bald verwenden – mit oder ohne Rosinen.

Zitronenessig
100 ml frisch gepreßten Zitronensaft • Schale einer unbehandelten Zitrone • 300 ml Apfelessig

Den Zitronensaft und die spiralförmig abgeschälte Zitronenschale in eine heiß ausgespülte Flasche geben. Den Apfelessig erwärmen, über Zitronensaft und -schale gießen und gut durchschütteln. Die Flasche gut verschließen und den Essig an einem warmen Platz etwa 1 Woche ziehen lassen. Danach den Zitronenessig durch ein Tuch gießen, in eine heiß ausgespülte Flasche füllen und nach Belieben zur Zierde die Zitronenschale wieder zufügen. Möglichst bald verbrauchen.

Welches Öl paßt zu Apfelessig?

Die Vielfalt der auf dem Markt angebotenen Öle ist groß, aber nicht jedes Öl paßt zu dem fruchtig-herben Aroma des Apfelessigs. Manche Öle haben ein so starkes Eigenaroma, daß sie den Geschmack des Apfelessigs nicht zur Entfaltung kommen lassen. Deshalb läßt sich Apfelessig am besten mit neutralen Ölen kombinieren.

Neutrales Öl zu Apfelessig

Erdnußöl

Erdnußöl zählt zu den wichtigsten Speiseölen. Es ist reich an einfach ungesättigten Fettsäuren und hat einen neutralen Geschmack, der sich hervorragend mit Apfelessig und Kräutern kombinieren läßt.

Maiskeimöl

Maiskeimöl wird aus Maiskörnern gewonnen und enthält reichlich mehrfach ungesättigte Fettsäuren und Vitamin E. Es gibt raffiniertes und unraffiniertes Maiskeimöl. Zur Kombination mit Apfelessig ist das raffinierte hellgelbe Maiskeimöl mit seinem neutralen Geschmack am besten geeignet.

Olivenöl

Olivenöl besteht zu fast 80 Prozent aus einfach ungesättigten Fettsäuren und ist ausgesprochen gesund. Es kann je nach Alter, Anbaulage, Erntezeitpunkt der Oliven, Olivensorte und dem Anteil freier Fettsäuren süßlich oder bitter, fruchtig oder nussig, kräftig oder mild schmecken. Zu Apfelessig paßt am besten mildes Olivenöl.

Rapsöl

Rapsöl besitzt einen großen Anteil einfach ungesättigter Fettsäuren, Carotinoide und Vitamin E und wird in der Regel raffiniert angeboten. Sein neutraler Geschmack macht es zu einem guten Partner des Apfelessigs.

Gesund und bekömmlich durch ungesättigte Fettsäuren

Sonnenblumenöl

Sonnenblumenöl zeichnet sich durch einen hohen Gehalt an mehrfach ungesättigten Fettsäuren und Vitamin E aus. Raffiniertes Sonnenblumenöl eignet sich besser zu Apfelessig als kaltgepreßtes.

Tips und Tricks für die Küche

Lebensmittel	Anleitung	Wirkung
Birnen, eingekocht	Einkochen in Wasser mit einem Schuß Essig	weiße Farbe bleibt
Brot, selbstgebacken	auf $2^{1}/_{2}$ Tassen Mehl 1 EL Essig Laib kurz vor Backende mit Essig bestreichen	Teig geht besser glänzende Kruste
Eier, gekocht	einen Schuß Essig ins Kochwasser geben	Eiweiß läuft beim Kochen nicht aus
Fritierfett	dem Fritierfett 1 EL Essig zugeben	zu starkes Aufsaugen beim Fritieren wird verhindert
Fisch, roh	Hände mit Essig einreiben und mit Wasser abwaschen einwickeln in ein essiggetränktes Tuch	Fischgeruch an den Händen verschwindet der Fisch bleibt länger frisch
Fisch, gekocht	vor dem Kochen 20 Minuten in Essigwasser einlegen	das Fleisch bleibt weiß
Fleisch	einen Schuß Essig ins Kochwasser geben Einlegen in Essigbeize	das Fleisch zerfällt nicht Fleisch wird zart
Gelatine	1 TL Essig unterrühren	bleibt bei Hitze fest
Hülsenfrüchte	Zugabe von Essig	werden bekömmlicher
Käse	in feuchtes Essigtuch einwickeln	bleibt länger frisch, Schimmelbildung wird verhindert
Kartoffeln, geschälte	Lagern in Essigwasser	bleiben länger frisch und werden nicht braun
Kartoffelpüree	1 TL Essig zugeben	wird lockerer
Kohl	einen Schuß Essig ins Kochwasser geben	kein Kohlgeruch beim Kochen
Nudeln	einen Schuß Essig ins Kochwasser geben	kleben nicht zusammen
Salz	1 TL Essig zugeben, evtl. auch 1 TL Zucker, Eintopfgerichte nochmals aufkochen	Versalzenes wird genießbar
Spargel	in feuchtes Essigtuch wickeln	bleibt länger frisch
Teig	Zugabe von 1 TL oder 1 EL Essig (je nach Teigmenge)	Teig bleibt elastischer und lockerer, Strudelteig reißt nicht, Mürbeteig bröckelt nicht
Zitronen, angeschnitten	auf ein Essigtuch legen	halten länger
Zucker	1 TL Essig zugeben	neutralisiert zu süße Gerichte

Essig – ein vielfältiges Haushaltsmittel

Jedes Jahr werden in Deutschland tausende Tonnen Reinigungs- und Pflegemittel produziert, in denen unzählige umweltbelastende Stoffe enthalten sind — ganz abgesehen von den Verpackungen, die entsorgt werden müssen. Essig ist ein bewährtes, vielseitiges und biologisch abbaubares, vor allem auch billiges Allzweckmittel, mit dem sich ein Großteil der herkömmlichen Wasch- und Reinigungsmittel ersetzen lassen.

Umweltschonend und billig

Haushaltstips von A–Z

Essig läßt sich sehr variantenreich in Küche und Haushalt einsetzen: als Reinigungs- und Desinfektionsmittel, Kalklöser, Geruchsblocker und Glanzbildner und zur Auffrischung von Farben.

Allzweckreiniger
Ein biologisch abbaubarer Allzweckreiniger, der Glanz gibt und desinfizierend wirkt, läßt sich aus 1 Teelöffel Schmierseife, 1 bis 2 Eßlöffel Essig und 1 Liter Wasser herstellen.

Chrom- und Stahlputzmittel
Chromarmaturen können mit Essig blank gerieben werden. Mit klarem Wasser nachspülen und sorgfältig trockenreiben. Die Lauffläche von Bügeleisen wird wieder blank, wenn das noch lauwarme Bügeleisen längere Zeit auf ein mit Essig getränktes Tuch gestellt wird. Stärker verschmutzte Laufflächen in kaltem Zustand mit einer Mischung aus Salz und Essig einreiben, einwirken lassen, mit klarem Wasser nachspülen und gut trockenreiben.

Strahlender Glanz durch Essig

Desinfektionsmittel
Schimmelpilze haben gegen Essig keine Chance. Kühlschränke sollten regelmäßig mit Essigwasser aus- und abgewaschen werden. Brotkörbe, in denen verschimmeltes Brot lagerte, legt man einige Stunden in heißes Essigwasser. Anschließend mit klarem Wasser nachspülen und gut trocknen.

Mit Essig gegen Schimmel

Enteisungsmittel
Eine Mischung aus 3 Teilen Wasser und 1 Teil Essig sorgt dafür, daß im Winter die Autoscheiben eisfrei bleiben.

Essig – ein vielfältiges Haushaltsmittel

Entkalkungsmittel

Eine der bekanntesten Wirkungen des Essigs ist seine Fähigkeit, Kalk zu binden. Mit einer Mischung aus 1 Teil Wasser und 1 Teil Essig können Badarmaturen, Bügeleisen, Duschköpfe, Kaffeemaschinen, Tauchsieder, Tonblumentöpfe und Wasserkessel umweltschonend und mild entkalkt werden.

Keine Chance für Kalk

Brauseköpfe aus Metall in Essigwasser etwa 15 Minuten auskochen, Kunststoffbrauseköpfe in heißes Essigwasser legen und über Nacht einwirken lassen. Kaffeemaschinen mit Essigwasser – eventuell mehrmals – durchlaufen und dann einige Male mit klarem Wasser nachlaufen lassen.

▶ Das kochende Essigwasser entwickelt beißende Dämpfe, daher während des Durchlaufens nicht zu nahe an die Maschine herangehen. Das gleiche gilt für das Entkalken des Bügeleisens.

Farbauffrischer

Bringt Farben wieder zum Leuchten

Bunte Kleidungsstücke erhalten ihre Leuchtkraft wieder, wenn dem Spülwasser eine Tasse Essig zugefügt wird. Bei frisch eingefärbten Stoffen sorgt eine Tasse Essig im letzten Spülwasser dafür, daß die Farben fixiert werden.

Frischhaltemittel für Blumen

Schnittblumen halten sich länger frisch, wenn dem Blumenwasser einige Spritzer Essig zugefügt werden.

Fußbodenpflegemittel

Ein Schuß Essig im Putzwasser verleiht dem Boden Glanz und desinfiziert ihn gleichzeitig. Ein gutes Bohnerwachs bietet eine Mischung aus 125 ml Essig und 2 Eßlöffel Möbelpolitur.

Geruchsblocker

Zigaretten- und Zigarrengeruch, aber auch Farbgeruch, verschwinden, wenn im Zimmer 1 bis 2 Schalen mit reinem Essig aufgestellt werden.

Stoppt Geruch

Unangenehme Gerüche im Kühlschrank lassen sich vermeiden, wenn er einmal wöchentlich mit einem in Essigwasser getränkten Tuch ausgerieben wird.

Geschirrspülmittel

Ein Schuß Essig im Spülwasser bringt mehr Glanz auf Geschirr und Gläser und desinfiziert gleichzeitig.

Glasreiniger

Klare Scheiben

Bei blind gewordenen Scheiben helfen frische Brennessel, die in Essigwasser eingelegt werden. Die Scheiben mit den eingelegten und ausgepreßten Brennes-

Essig – ein vielfältiges Haushaltsmittel

Weiches Leder
seln abreiben, mit Zeitungspapier nachputzen und gut trocknen. Fensterleder bleiben weich und griffig, wenn sie nach Gebrauch in lauwarmem Essigwasser ausgewaschen und an der Luft getrocknet werden.

Insektenschutz
Ameisenstraßen können mit sehr heißem Essig bekämpft werden. Perserteppiche werden durch Einsprühen mit verdünnter Essiglösung vor Mottenfraß geschützt.

Klebstofflöser
Aufkleber und Rückstände von Klebestreifen an Gläsern und Scheiben lassen sich gut entfernen, wenn die beklebten Flächen mit Essig angefeuchtet werden. Einige Zeit einwirken lassen und dann mit einem feuchten Tuch abreiben.

Lederpflegemittel
Zur Lederpflege eignet sich eine Mischung aus 1 Teil Leinölfirnis und 1 Teil Essig.

Möbelpolitur
Eine gute Möbelpolitur läßt sich leicht aus 1 Teil Leinölfirnis, 1 Teil Terpentinöl und 1 Teil Essig mischen.

Weichspüler
Weichspüler sind eine enorme Umweltbelastung. Eine Tasse Essig vor dem letzten Spülgang in die Waschmaschine gegeben, erzielt den gleichen Effekt.

Biologisch abbaubarer Weichspüler

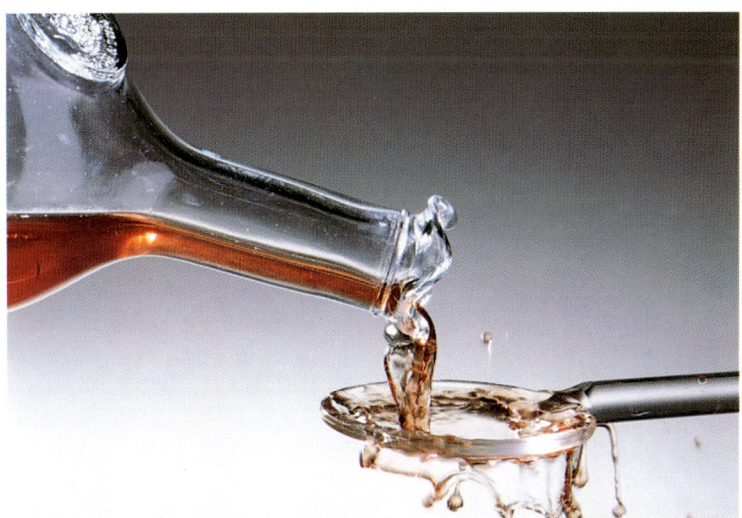

Ein Schuß Essig wirkt Wunder

Zum Nachschlagen

Bücher, die weiterhelfen

Bachmann, Dr. med. Robert M., *Vitalkur für den Darm*; Gräfe und Unzer Verlag, München
Collier, Dr. med. Renate, *Wie neugeboren durch Darmreinigung*; Gräfe und Unzer Verlag München
Hellmiß, Margot, *Natürlich Schönsein*; Gräfe und Unzer Verlag München
Hopfenzitz, Petra, *Mineralstoffe*, GU Kompaß; Gräfe und Unzer Verlag München
Jarvis, D.C., *5 × 20 Jahre leben*; Hallwag Verlag, Bern und Stuttgart
Lützner, Dr. med. Hellmut, *Wie neugeboren durch Fasten*; Gräfe und Unzer Verlag, München
Lützner, Dr. med. Hellmut, *Richtig essen nach dem Fasten*; Gräfe und Unzer Verlag München
Kraske, Dr. med. Eva-Maria, *Wie neu geboren durch Säure-Basen-Balance*; Gräfe und Unzer Verlag, München
Schmidt, Sigrid, *Immunsystem schützen und gezielt stärken*; Gräfe und Unzer Verlag, München
Schutt, Karin, *Wasser, Quelle für Schönheit und Wohlbefinden*; Gräfe und Unzer Verlag München
Schutt, Karin, *Ayurveda, sich jung fühlen ein Leben lang*; Gräfe und Unzer Verlag, München
Thacker, Emily, *Das große Buch vom Essig*; Reuille Verlag, Nyon

Adressen, die weiterhelfen

Zentralverband der Ärzte für Naturheilverfahren
Alfredstraße 21
72250 Freudenstadt

Verein Lernen – Vorbeugen – Heilen e.V.
Dr. med. Renate Collier
Rosenanger 10
31595 Steyerberg

Deutsche Gesellschaft für Ernährung e.V. (DGE)
Im Vogelsang 40
60488 Frankfurt/Main

Fachversand für natürliche Nahrungsergänzung und mehr
Pro Care
Am Kirchberg 11
64397 Modautal

Sachregister

Abszeß 53
Abwehrschwäche 40
Aceto balsamico 83
Akne 52
Allzweckreiniger 89
antibakterielle Stoffe 21
Apfel, Inhaltsstoffe 11, 12
Apfelessig, hausgemacht 34
–, Herstellung 30
–, Inhaltsstoffe 31, 32
Apfelessig-Avocado-Maske 67
Apfelessig-Erdbeer-Maske 67
Apfelessig-Honig-Trunk 9, 38
Apfelessig-Kur 58
Apfelessig-Lotionen 66
Apfelessig-Rosen-Lotion 66
Apfelmost 34
Apfelsäure 29
Apfelwein 30
aromatische Lotion 66
Arteriosklerose 46
Arthritis 49
Arthrose 49
Ascorbinsäure 11
Atemwegserkrankungen 40
Aufbaukost 63
Aufbautage 62
Aufstoßen 56
Augenbeschwerden 56
Ausfluß 45
Ausschlag 56

Bäder 64
Ballaststoffe 12
Balsamessig 83
Basenbildner 29
Bauchkrämpfe 47

Sachregister

Bauchwickel 48
Beta-Carotin 32
Beule 50
Bingen, Hildegard von 23
Bittersalz 60
Blähungen 47
Blasenentzündung 44
Blasenerkrankungen 44
Blasensteine 44
blaue Flecken 56
Blumenfrischhaltemittel 90
Blütenpollen 19
Bluterguß 50
Blutungshemmung 45
Bronchialhusten 42

Calcium, Wirkung 32
Calciummangel 32
Cholesterinabbau 15
Cholesterinwert, erhöhter 46
Chromputzmittel 89

Dampfbad 51
Darmbeschwerden 47
Darmflora 27
Darmreinigung 60
Darmspülung 60
Desinfektions-
 mittel 23, 24, 89
Durchfall 48

Einkaufsliste zum Fasten 58
Einlauf 60
Energiecocktail 9, 38
Energiereserve 21
Enteisungsmittel 89
Entgiftung, äußerlich 61
Entkalkungsmittel 90
Entlastungstag 57

Entschlackung 58
Enyzme 21
Erdnußöl 88
Erkältungen 40
Erschöpfung 56
Essig, hausgemacht 84
–, Heilkraft 23
–, Inhaltsstoffe 26
–, Qualität 26
Essigessenz 26
Essigherstellung 24
Essigmutter 25, 35
Essigsäure 29
Essigsäurebakterien 25
Essigsorten 83

Farbauffrischer 90
Fastenacidose 60
Fastenbrechen 62
Fastengetränke 60
Fastenkur 58, 59
Fesselgärverfahren 25
fettiges Haar 69
Fieber 43
Frauenbeschwerden 45
Furunkel 53
Fußbad 48, 70
Fußbodenpflegemittel 90
Fußpflege 70
Fußpilz 56

Gärung 24, 35
Gelenkschmerzen 49
Genußmittel 29
Geruchsblocker 90
Geschirrspülmittel 90
Geschmacksknospen 27
Gesichtsdampfbad 52
Gesichtspflege 65

Gesichtsreinigung 66
Gicht 49
Glasreiniger 90
Glaubersalz 60
Gurgeln 42
Gürtelrose 53

Haarausfall 69
Haarfestigung 69
Haarpflege 68
Haarspülungen 68, 69
Halsschmerzen 42
Halswickel 42
Hämorrhoiden 46
Handlotion 70
Handpflege 70
Harndrang 44
Hausapotheke 56
Haushaltstips 89
Hautentzündungen 52
Heidehonig 18
Heiserkeit 42
Hequa 22
Herpes 53
Herzbeschwerden 46
Herzkur 46
Herzstärkung 46
Heuschnupfen 56
Hexenschuß 56
Hippokrates 23
Honig, Heilkraft 20
–, Inhaltsstoffe 19, 20
Honigqualität 21
Honigsorten 19
Honigtau 16
Hühneraugen 56
Husten 42
Hustenreiz 57
Hustensirup 43

Zum Nachschlagen

Immunsystem 27
Immunsystem, Stärkung 40
Inhibine 19, 20
Insektenschutz 91
Insektenstich 57
isotonisches Getränk 38

Jarvis, Dr. 8
Joghurt-Apfelessig-Creme 67
Juckreiz 57

Kahmhaut 25
Kaliummangel 31
Kalklöser 90
Karbunkel 53
Klebstofflöser 91
Klistier 60
Kohlenhydrate 13
Kompresse 53
Konservierungsmittel 23, 24
Konzentrationsförderung 14
Kopfschmerzen 57
Körperpflege 64
Krampfadern 46
Kreislaufbeschwerden 46
Küchentips 87

Lederpflegemittel 91

Magnesium, Wirkung 32
Magnesiummangel 32
Mahlzeitenroutine 61
Maische 25
Maiskeimöl 88
Massagen 65
Migräne 57
Milchsäure 29
Mineralstoffe 31
Mittelohrentzündung 51

Möbelpolitur 91
Monatsblutungen 45
Mundgeruch 71
Mundpflege 71
Mundspülungen 71
Muskelausdauer 13
Muskelkater 39
Muskelkrämpfe 39
Muskelzerrung 50

Nasenbluten 57
Nasendusche 41
Natrium, Wirkung 31
Natriummangel 31
Naturheilkunde 9
Nektar 16
Nierenerkankungen 44

Obstessig 30
Ohrenauflage 51
Ohrensausen 51
Ohrenschmerzen 51
Ohrgeräusche 51
Olivenöl 88
Olivenöl-Handlotion 70
Ölsorten 88
Orleans-Verfahren 25

Paradontose 71
Pasteur, Louis 23, 24
Pausensnack 14
Peeling 66
Pektin 12, 46
Pflegecremes 67
Pickel 52
Posca 22
Prellungen 50
Prostatabeschwerden 44
Provitamin A 32

Rapsöl 88
Rheuma 49
Rotweinessig 83

Salzspülungen 41
Säure-Basen-Haushalt 28
Säurebildner 29
Säureschutzmantel 64
Säureüberflutung 29
Scheibenhonig 18
Scheidenspülungen 45
Schimmelpilze 89
Schlafstörungen 57
Schleimbeutelentzündung 49
Schleuderhonig 17
Schluckauf 57
Schnittverletzungen 50
Schnupfen 41
Schuppen 69
Schwangerschaftsübelkeit 45
Sehnenscheiden-
  entzündung 49
Shekar 22
Sherryessig 84
Sitzbad 45, 46
Sodbrennen 57
Sonnenblumenöl 88
Sonnenbrand 53, 57
Sortenhonige 19
Sportlergetränk 38
Stahlputzmittel 89
Stärkungsmittel 20, 38
Stirnhöhlenkatarrh 41
Stoffwechselschlacken 28
submerses Verfahren 25

Tinnitus 51
Trachtenhonig 21
Trachtpflanzen 19

Rezeptregister

Übersäuerung 29

Verletzungen 50
Vermonter Volksmedizin 8
Verschleimung 41
Verstauchung 50
Verstopfung 48
Vielblütenhonige 19
Vierräuberessig 24
Vitamin A 32
Vitamin B₁ 32
Vitamin B₂ 33
Vitamin B₆ 33
Vitamin C 33
Vitamin-A-Mangel 32
Vitamin-B₁-Mangel 33
Vitamin-B₂-Mangel 33
Vitamin-B₆-Mangel 33
Volksmedizin 8
Vollbad 53, 64
Völlegefühl 47

Wabenhonig 18
Wadenwickel 43
Warzen 57
Weichspüler 91
Weißweinessig 83
Wickel 46, 48, 49
Wunden 50
Wundheilung 50

Zahnbelag 71
**Zahnfleisch-
  entzündung** 57, 71
Zahnpflege 71
Zellschutzvitamine 30
Zerrungen 50

Chutneys
Kürbischutney 78
Mangochutney 78
Rhabarberchutney 78

Fisch
Schwedische Gabelbissen 82
Überbackenes
  Rotbarschfilet 81

Fleisch
Sauerbraten 82

Gemüse
Bohnensalat 79
Bohnensalat mit Schiller-
  locken 79
Gemüse-Pfifferlingsalat 80
Marinierte Pilze 80
Rote-Bete-Salat mit Linsen-
  sprossen 80
Sellerie-Möhren-Salat 81
Spargelsalat 81

Kräuteressige
Estragonessig 84
Holunderblütenessig 85
Knoblauchessig 85
Provenzalischer
  Kräuteressig 85
Schalottenessig 85

Obstessige
Himbeeressig 85
Kumquatessig 86
Limonenessig 86
Orangenessig 86

Rosinenessig 86
Zitronenessig 86

Salate
Chicoréesalat 74
Chinakohlsalat 74
Eissalat mit Gurken und
  Tomaten 74
Feldsalat mit Walnüssen 75
Gurkensalat 75
Paprikasalat 75
Rettichsalat 76
Rotkrautsalat 76
Tomatensalat
  mit Schafkäse 76
Weißkrautsalat 76
Zucchinisalat 77

Saucen und Dips
Französische Salatsauce 77
Italienische Marinade 77
Knoblauchsauce 77
Provenzalische Salatsauce 77
Vinaigrette 77

Impressum

© 1997 Gräfe und Unzer
Verlag GmbH, München
Alle Rechte vorbehalten, Nachdruck, auch auszugsweise, sowie Verbreitung durch Film, Funk und Fernsehen, durch fotomechanische Wiedergabe, Tonträger und Datenverarbeitungssysteme jeder Art nur mit schriftlicher Genehmigung des Verlages.

Redaktion und Herstellung: Verlagsbüro Kopp
Layout und Umschlaggestaltung: Heinz Kraxenberger
Satz: Filmsatz Schröter, München
Lithos: Fotolito Longo, I-Frangart
Druck: Appl, Wemding
Bindung: Sellier, Freising

Fotos: Bilder pur (Soder) 10, (Zanus) 22, (Reinhard) 26, (Tschanz-Hofmann) 33; Binder, 9, 31; CMA Fotoservice, 20; Fotostudio Teubner, 78; Geduldig (Kröner) 80; Gruner & Jahr (Bockelberg) U1; Himmelhuber, 14; IFA Bilderteam, 13; Image Bank 39, (Brown) 65; Jahreszeiten (Brehm), 52, 68; Lox/Bergmann, 42; Mauritius (Scheuerecker) 35; Reinhard, 6/7, 17, 18; v. Salomon, 43, 48, U4; Schmitz, 28, 36/37, 44, 47, 50, 59, 60, 72/73, 75, Schneider, 67, 70; Silvestris (Sunset), 40; Stockfood (Eising) 81, 83, 91; WDV Bilderservice, 56.

ISBN 3-7742-3967-3

Auflage   4.   3.
Jahr   2000 99 98